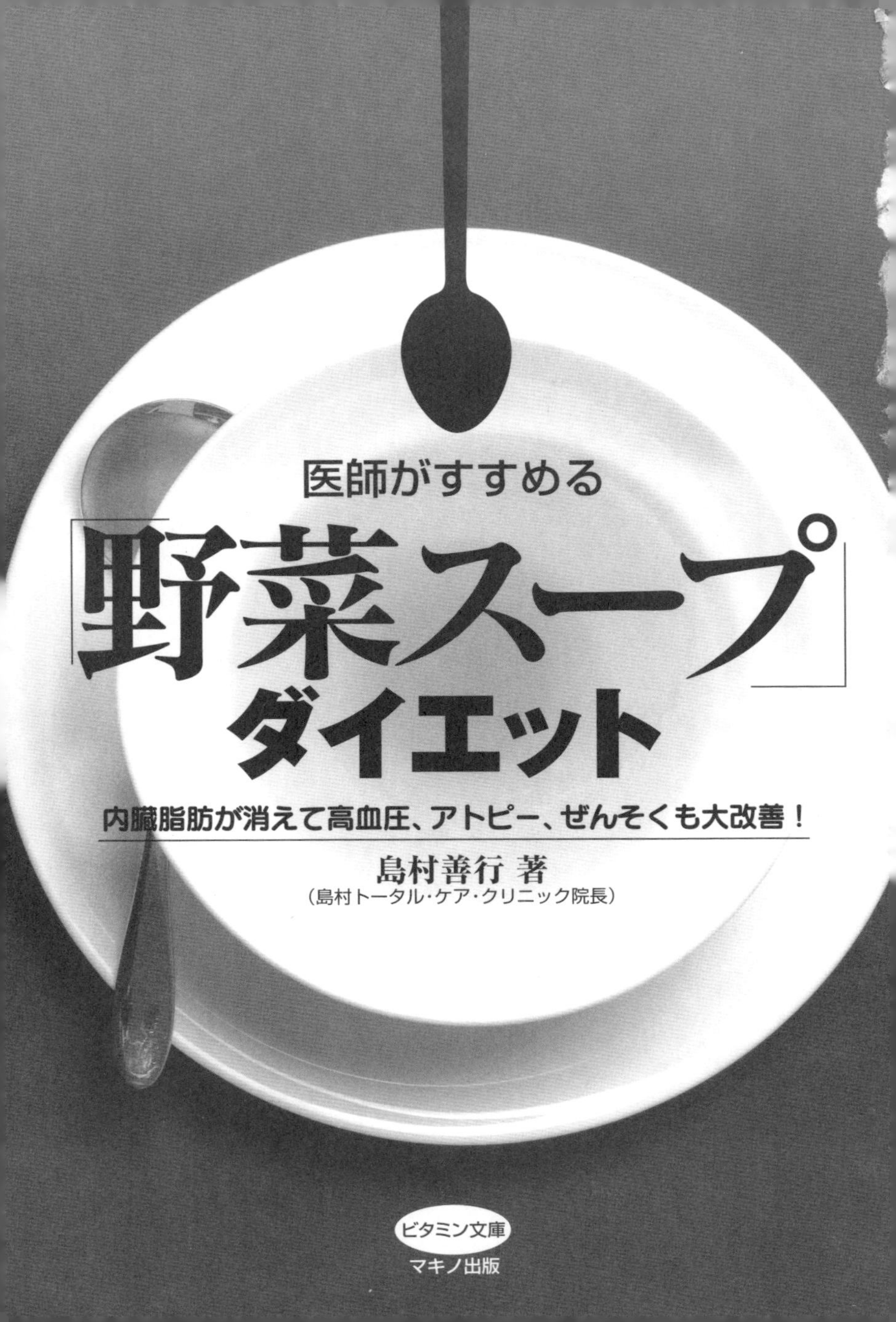

医師がすすめる

「野菜スープ」ダイエット

内臓脂肪が消えて高血圧、アトピー、ぜんそくも大改善！

島村善行 著
（島村トータル・ケア・クリニック院長）

ビタミン文庫
マキノ出版

はじめに

いま、世の中には「ダイエット」という文字の入った本が山ほどあります。本書にも、その「ダイエット」という文字が入っています。しかし、本書は「ただやせればよい」という、いわゆるダイエット本とはまったく違います。

医師として、毎日、多くの患者さんを診《み》ていると、現代の病気の多くが肥満と深く関係していることを、いやでも感じさせられます。やせるだけで病気が改善し、薬をへらしたり、やめたりできる人が多いからです。

しかし、不健康なやせ方や、無理を重ねるやせ方ではいけません。それでは、けっきょくは挫折《ざせつ》やリバウンド（体重の揺り戻し現象）をくり返して、かえって病気の悪化を招くおそれもあります。

無理なく簡単にでき、実行すればいろいろな意味で（栄養的・身体的・精神的に）バランスがよくなり、健康を維持・増進できる方法でなければ、本当に役立つダイエット法とはいえないでしょう。本書は、そんなダイエット法を紹介した一冊です。

くわしくは本文に書いてありますが、本書でとりあげる野菜スープは、もともと

「マクロビオティック」という食養生法《しょくようじょうほう》の一部として考案されたものです。いろいろな経緯があって、私のクリニックでは、この野菜スープを多くの患者さんにすすめています。

こういってはなんですが、私は最初、この野菜スープにさほど大きな期待はしていませんでした。ところが、習慣的に飲んでいる患者さんたちに、信じられないような肥満と病気の改善例が続々と出てきたのです。私自身も、実行してさまざまな効果を実感しました。

そんな経験を、ぜひ多くの人に伝えたいと思い、まとめたのが本書です。

もちろん、スタイルをよくしたいという若い人が活用してくださってもかまいません。そういう人が野菜スープダイエットを実行すれば、やせてスタイルがよくなり、しかも健康になって、将来の生活習慣病の予防に役立ちます。

現在、太っていて生活習慣病が心配な人が行えば、やせて、生活習慣病の予防や改善に大きな効果が得られます。

やせている人が行えば、それ以上はやせずに、必要に応じて体重がふえて体力がつきます。食の細いお年寄りが行えば、食欲増進に役立ちます。

本書で紹介しているのは、そういうダイエット法です。もちろん、効果に個人差はありますが、まずは体調を見ながら実行してみてください。
生活習慣病を改善する基本は、バランスのとれた食事をして肥満を解消することです。これにより、みなさんが「いきいきした人生」を手に入れられることを期待しています。

平成十九年三月

島村善行《しまむらよしゆき》

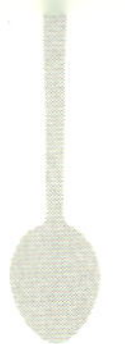

医師がすすめる「野菜スープ」ダイエット

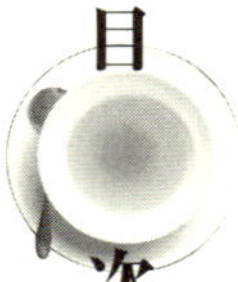

目次

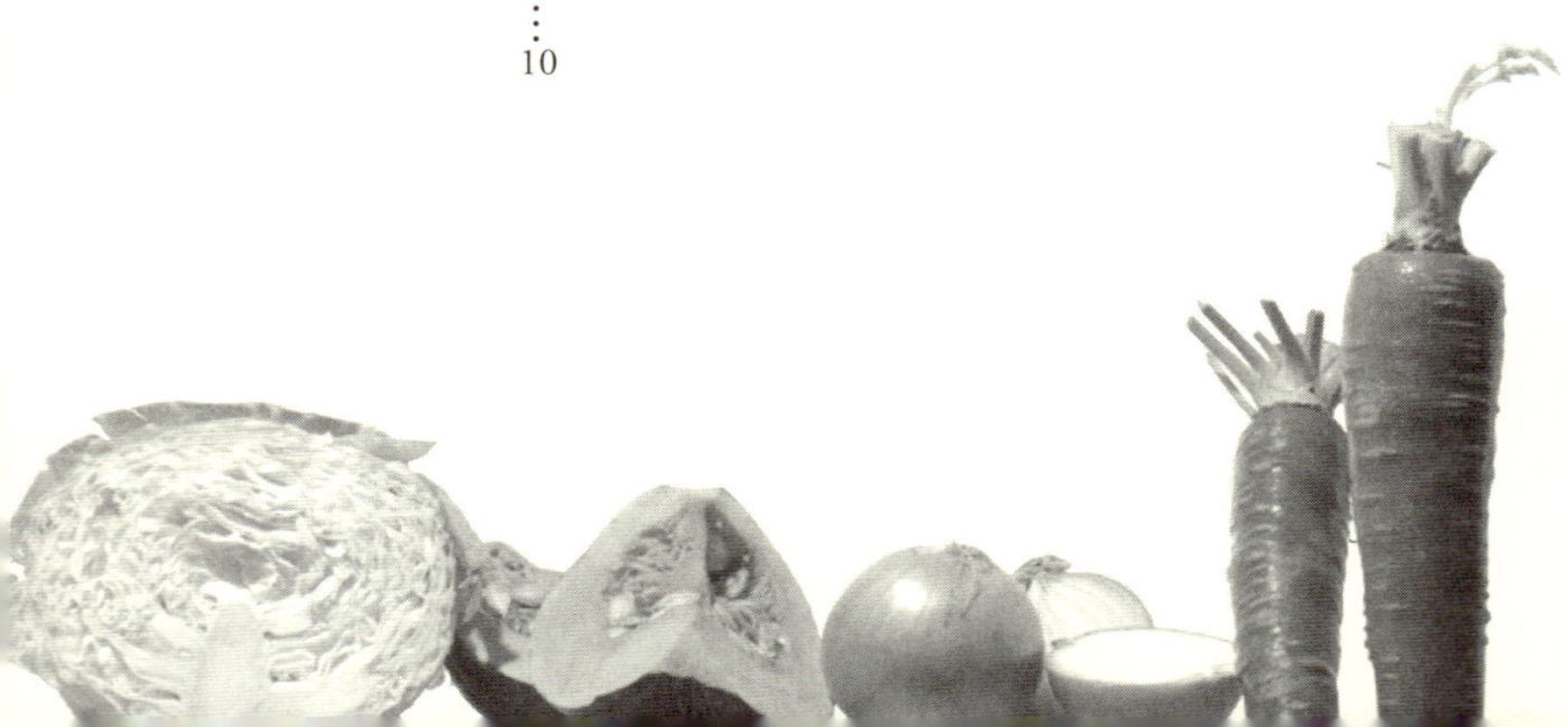

第2章 体を理想の状態に変える野菜スープ……31

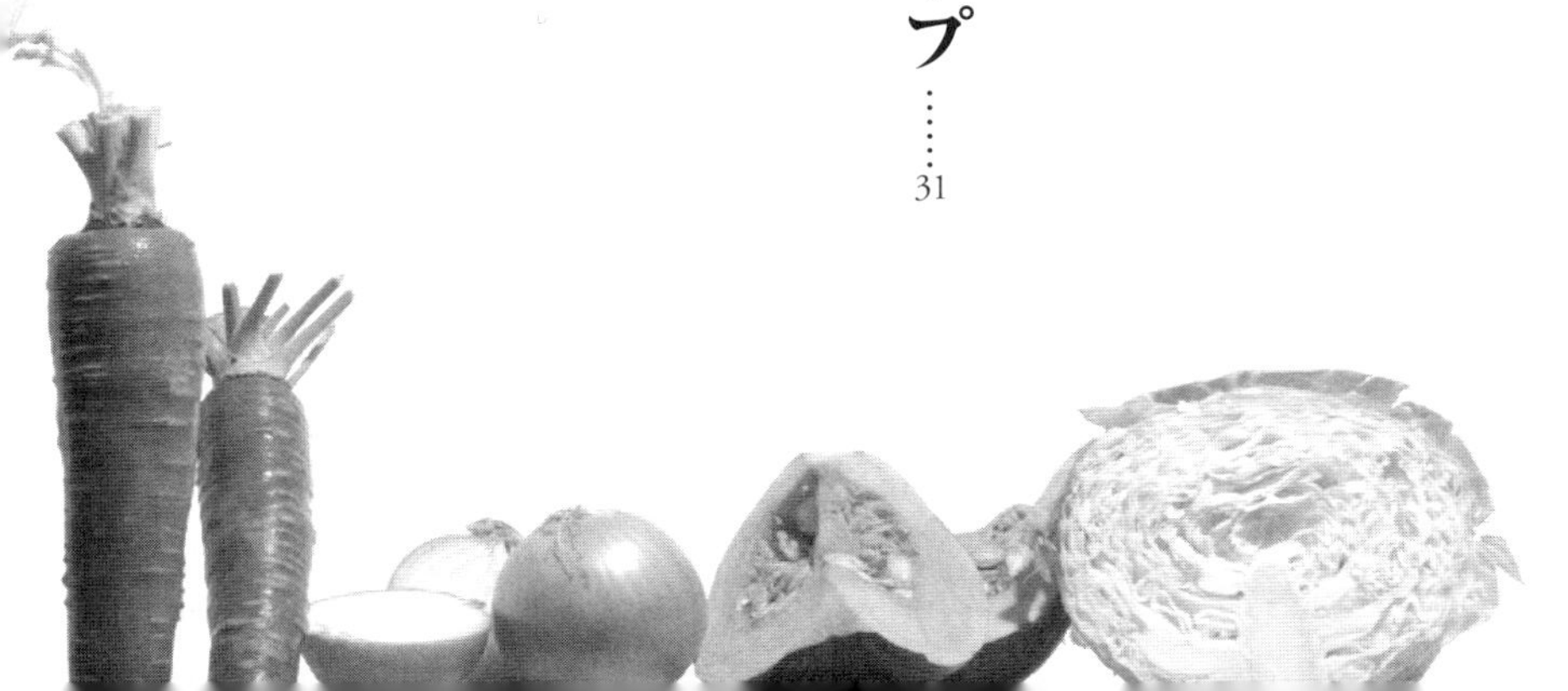

第3章

野菜スープダイエットのすべてを大公開……61

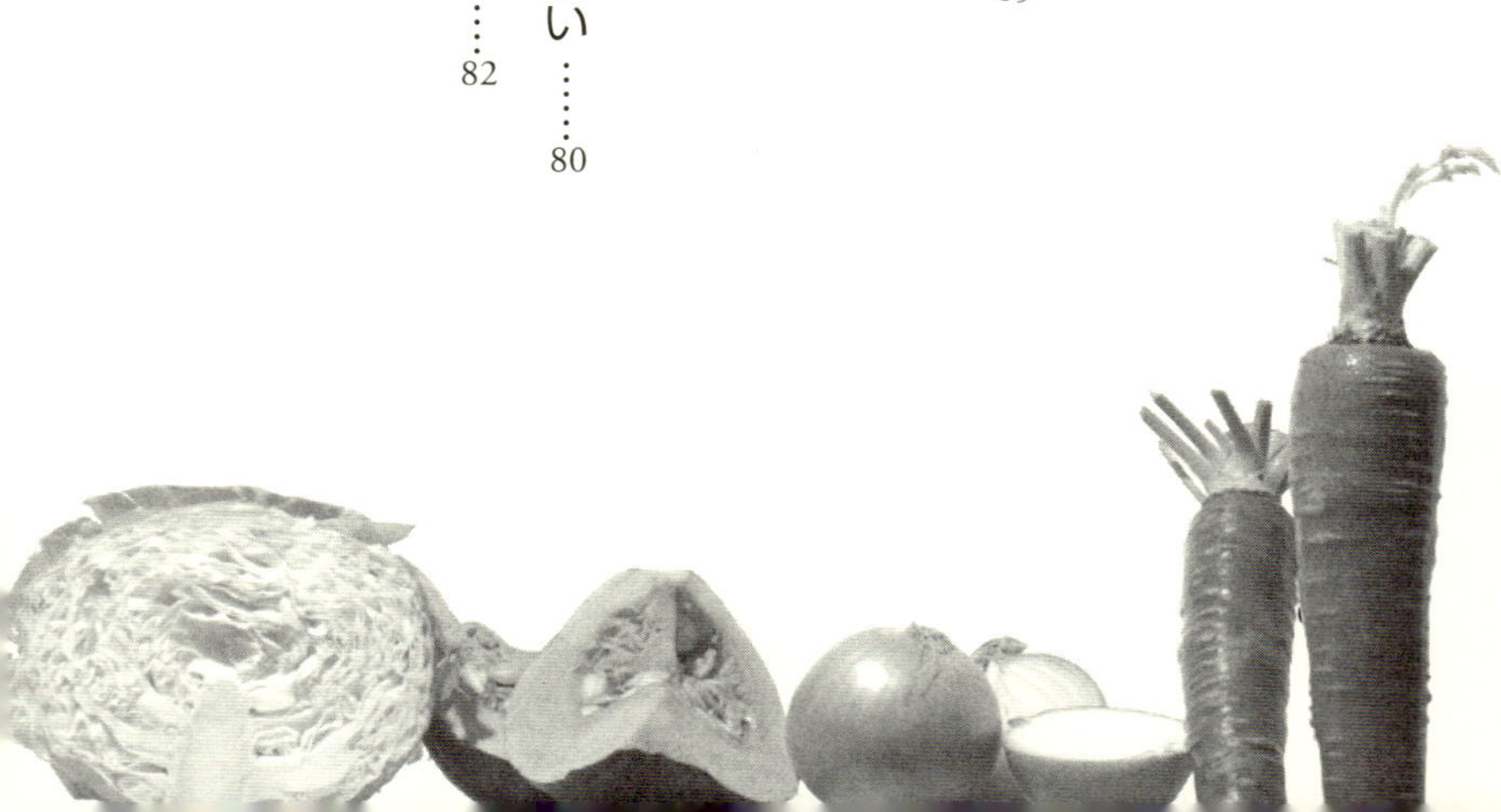

第4章

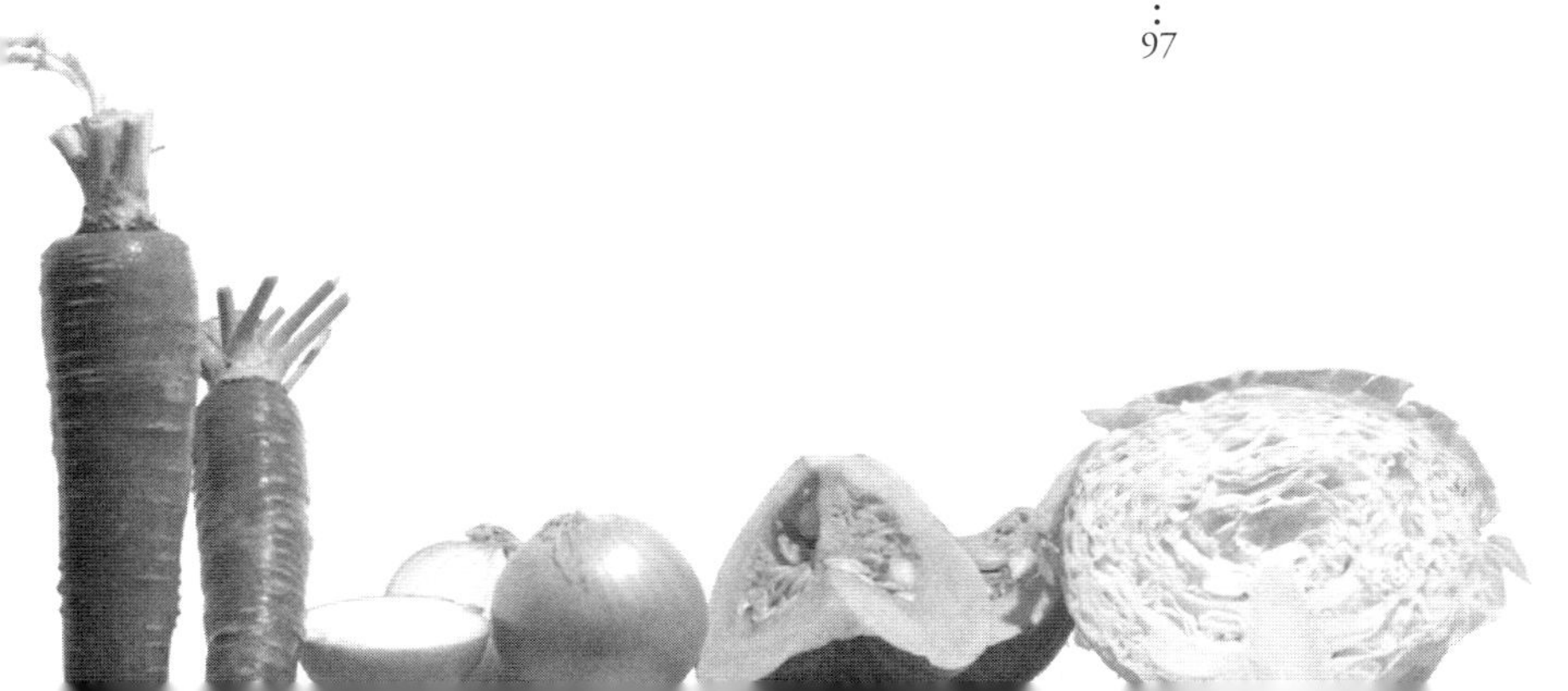

装幀・本文デザイン＝オフィス・ハル

撮影＝菅沢健治
　　　岡崎　豪

イラスト＝中川原　透
　　　　　オフィス・ハル（PP142〜149）

図表作成＝田栗克己、高木佳子

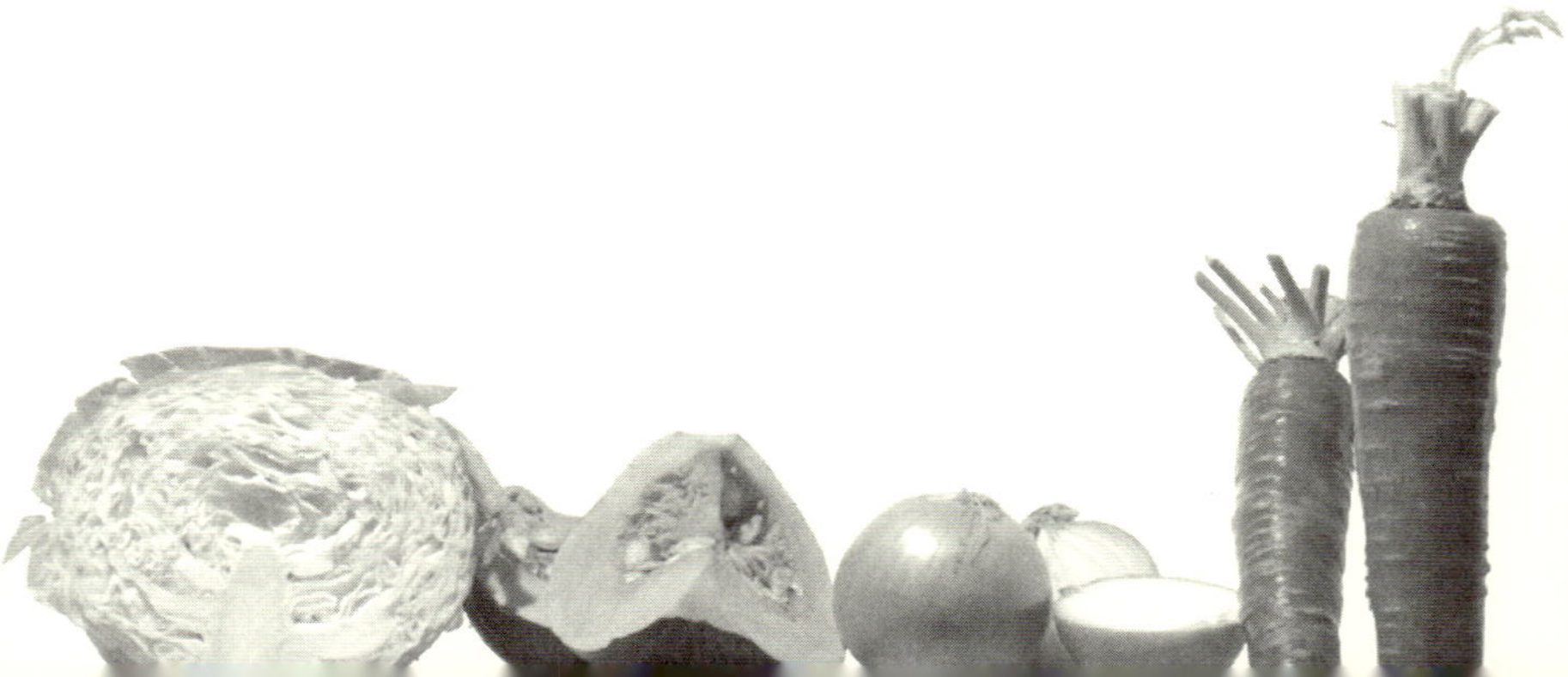

第1章

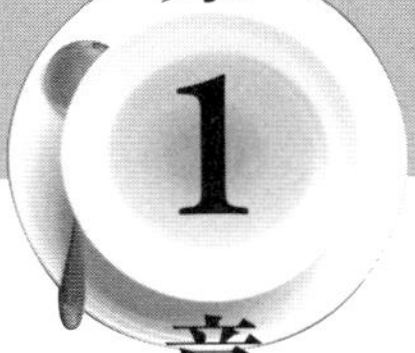

「食」こそが健康のカギ

七五〇グラムのステーキを毎日のように食べていた

私は三十一歳のときから三年間、東京・築地《つきじ》にある国立がんセンターに勤務していました。そのころは、毎日、診療や手術のために病院の中を走り回っていました。

来る日も来る日も厳しい治療の連続でした。「厳しい」というのは、私たち医師にとってたいへんな治療という意味と、命の瀬戸際に立つ患者さんにとっての「厳しさ」と、両方の意味です。

患者さんが亡くなれば、私たち医師は敗北感に襲われます。患者さんやご家族への申し訳なさと、現在の医療の限界に対するはがゆさで地団駄《じだんだ》を踏みます。

しかし、落ち込んでばかりいるわけにはいきません。ますます気合いを入れてガンの治療に立ち向かわなければ、亡くなった患者さんにも二重に申し訳が立たないからです。

そんなふうに、ガンという病気を相手に奮闘する日々は、もともと私自身が望んだものでした。医学部を卒業するときから、「命にかかわる仕事をしたい。それにはガンの治療だ」と思い、ガンが大きなウエイトを占める消化器外科を選びました。なかでも、みなが怖れる、最も死亡率の高いセクションに挑戦したくて、「肝臓《かんぞう》」を専門にしたのです。

がんセンターでは、一人でも多くの患者さんを救えるようになりたいと、忙しい診療のかたわら、一生懸命に勉強もしました。

そんなハードな生活の中で、ホッとひと息つけるのが食事の時間でした。勤め先が魚市場で有名な築地で、銀座にも近いので、ちょっと歩けばおいしい店がたくさんあります。

お寿司屋さんにもよく行きましたが、なんといってもいちばん足繁《あししげ》く通ったのが、銀座一丁目にあったステーキ専門店でした。

私は高知県の田舎で生まれ育ちました。戦後間もない、まだ日本が貧しかったころのことです。肉を食べられるのは、年に一～二回、正月や夏祭りなど特別なときだけでした。それも牛肉や豚肉ではなく、クジラの肉です。いまは、逆にクジラが貴重品になっていますが、私たちにとっては、牛肉こそがあこがれの的でした。

大学に入って都会に出ても、その後、医師になってからも、肉を食べるチャンスはそれほど多くありませんでした。

そんなふうに過ごしてきたので、最初に専門店でステーキを食べたときは感動しました。なかでも気に入ったのが、ウシの背中側の骨付き肉でつくる「T《ティー》ボーンステーキ」です。T字型の骨の片側はヒレ、もう片側はサーロインというこのステーキは、私にとって魅惑《みわく》に満ちた「七色の味」でした。

しかも、値段は安いのです。すっかりとりこになり、七五〇グラムのTボーンステーキを毎日のように食べました。「昼・夜・夜・昼・夜・昼……」という具合に、昼か夜のどちらかはたいていステーキという食生活です。それを二年半続けました。

体重がふえ体の不調が頻発

ステーキを食べるとき、アルコールはビールかワインをグラスに一杯くらいで、そう多くは飲みませんでした。その代わり、肉をたらふく食べたあとは、なぜか決まって甘い物が食べたくなりました。

そのため、よく駅の売店で大きな箱のアーモンドチョコレートを買い、カパカパと口にほうり込んで、二～三分でたいらげていました。

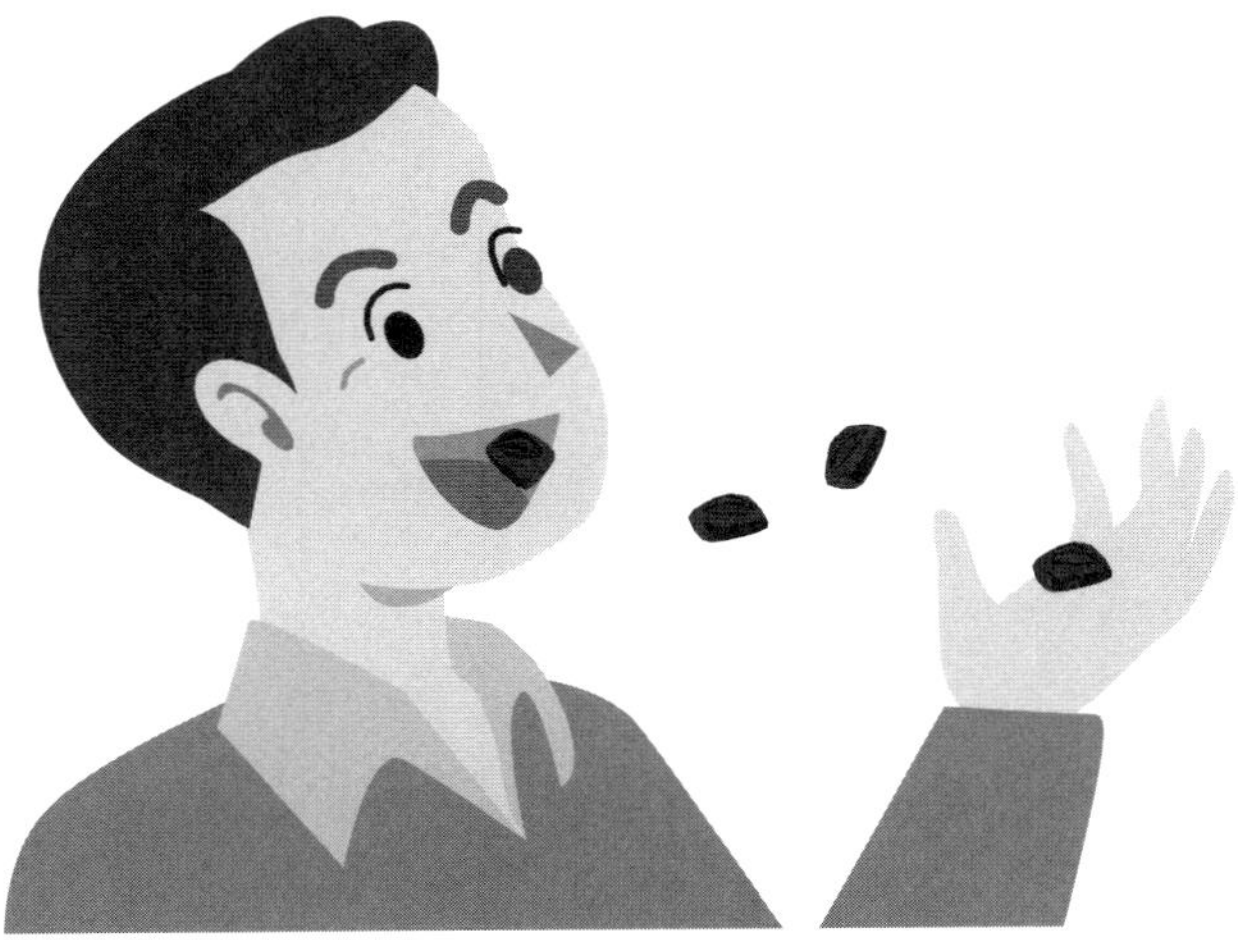

ステーキを食べたあとには必ず甘い物が欲しくなった

「肉を食べると、甘い物が欲しくなる」というのは、一見、不思議なようですが、実は、きちんとした理由やメカニズムがあってのことです。それを、私はずっとのちに知りました（くわしくは第2章でお話しします）。

もちろん、当時は、甘党でもない自分がなぜ甘い物を欲するのかわかりませんでした。というより、「なぜ?」とも思わず、肉もチョコレートも、ただ「食べたいから」食べていたのです。

「どの年代でどんな食事をとるか」という指標として、栄養学者の川島《かわしま》四郎《しろう》先生が提唱している興味深い考え方があります。大昔の生活の中で、自分自身で食料を調達すると想定し、その年代でとれそうなものだけを食べるという考え方です。

子供なら、小魚や貝はとれても、獣《けもの》はとれません。青年や壮年期なら、獣がとれます。老年期には、拾ったりつんだりできる木の実や草が主体になる……という具合です。

その考え方でいくと、三十歳代前半は、肉を食べてよい年代ではあったわけです。しかも、毎日、走り回るハードな生活をしていたのですから、ステーキを食べるのも、そう悪いことではなかったでしょう。

しかし、さすがに七五〇グラムの肉を毎日のように食べたのは多すぎました。大昔の生活では、獣も毎日はとれなかったでしょうから、せめて何日かおきにすべきだったのです。

いまの私は、「肉を食べるなら月一～二回。かつ、肉を食べるときは、その五倍以上の野菜を食べることが大切」と考え、患者さんにもそのように指導していますが、当時は自分の無謀《むぼう》さにまったく気づいていませんでした。

外食では、野菜の量も極端に少なくなります。まして、昼も夜も外食だったため、相

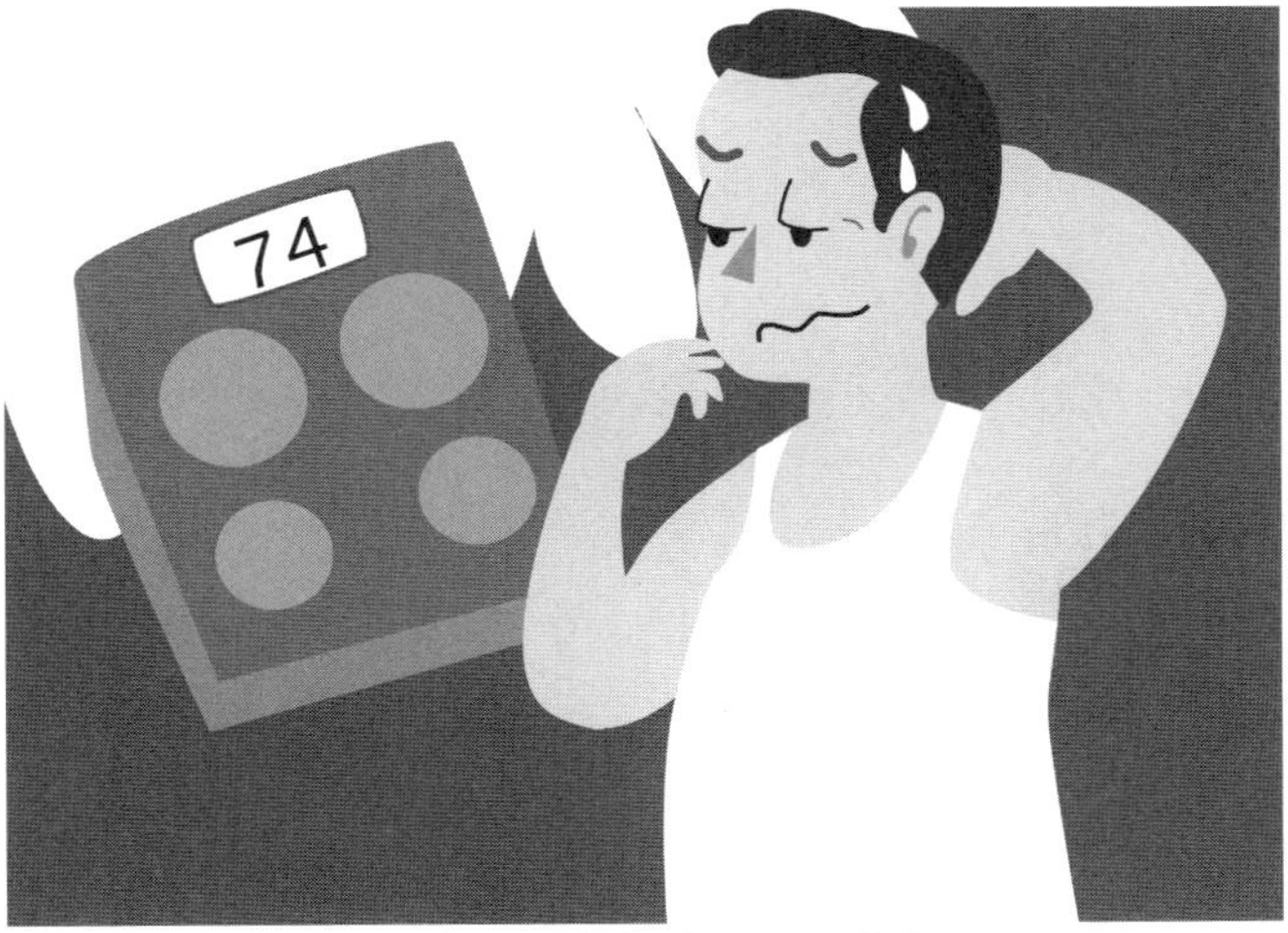

ついに無謀な食生活のツケが回った

当な野菜不足に陥《おちい》っていたことでしょう。

そんな状態で、多量の肉を食べ続けたのですから、いくら若くても、体によいわけがありません。食事との関連には気づかないまま、だんだん不調が目立ってきました。

身長一六八センチで六〇キロ台後半だった体重は、ジワジワとふえて七三〜七四キロになりました。そして、事実上の体重増加以上に、体は重だるくなっていきました。

いつもまぶたが腫《は》れぼったいのも気になりました。お酒を飲んだ翌朝などに、まぶたが腫れぼったくなるのはよくあることですが、飲まない日でも同じように腫れぼったいのです。いま考えると、代謝《たいしゃ》(体内での物質の変化や入れ替わり)が衰《おとろ》えて、むくみやすくなっていたのかもしれません。

また、便が細くなり、かつ、キレが悪くてべたつくようになってきました。便秘というわけではなく、出ることは出るのですが、便の質が明らかに変わってきたのです。

さらに、私は子供のころから冷え症で、寝るときは祖母の足の間に足を入れて温めてもらっていました。その冷え症が、三十歳代になったこの当時も続いており、それどころかますますひどくなりました。

冷え症は女性特有のように思われがちですが、実は男性にも多くあります。肉を食べると体がポカポカするという人もいますが、私の場合は逆で、肉を食べるほど冷え症がひどくなったように思います。

ついに激烈な痛風の発作に襲われた

このころ起こった不調のなかでも、きわめつけは、三十三歳のときに発症した痛風《つうふう》

（高尿酸血症《こうにょうさんけつしょう》）です。痛風は、血液中に尿酸という物質がふえ、その結晶が足や手などの関節にたまって、発作《ほっさ》的な痛みを起こすものです。尿酸のもとになるのはプリン体という物質で、体内でもつくられるほか、肉類やビールなどに多く含まれます。

私は、もとから尿酸値が高めでしたが、肉食が影響してさらに上がり、最も高いときには九・四mg／dl（成人男性の基準値は四・〇〜六・五mg／dl）になりました。尿酸値と痛風の起こり方は、必ずしも比例しませんが、高い数値が続けば、やはり発作の危険性が高まります。いま考えると、痛風は起こるべくして起こったといえるでしょう。

痛風はいろいろな関節に起こりますが、最もポピュラーなのは足の第一指（親指）のつけ根の関節です。私の場合も、最初はここに出ました。

突然に襲ってきた痛風の発作は、聞きしにまさる激痛でした。日ごろはかなりがまん強い私も、この痛みには参《まい》りました。「風が吹いても痛い」とはよくいったもので、そばを人が歩く振動でさえ、激烈な痛みが起こります。

強力な座薬《ざやく》の鎮痛剤《ちんつうざい》を使いましたが、発作のピーク時にはあまり役立ちませんでした。足が腫れ上がって歩くこともままならず、足を引きずりながら仕事をしていたも

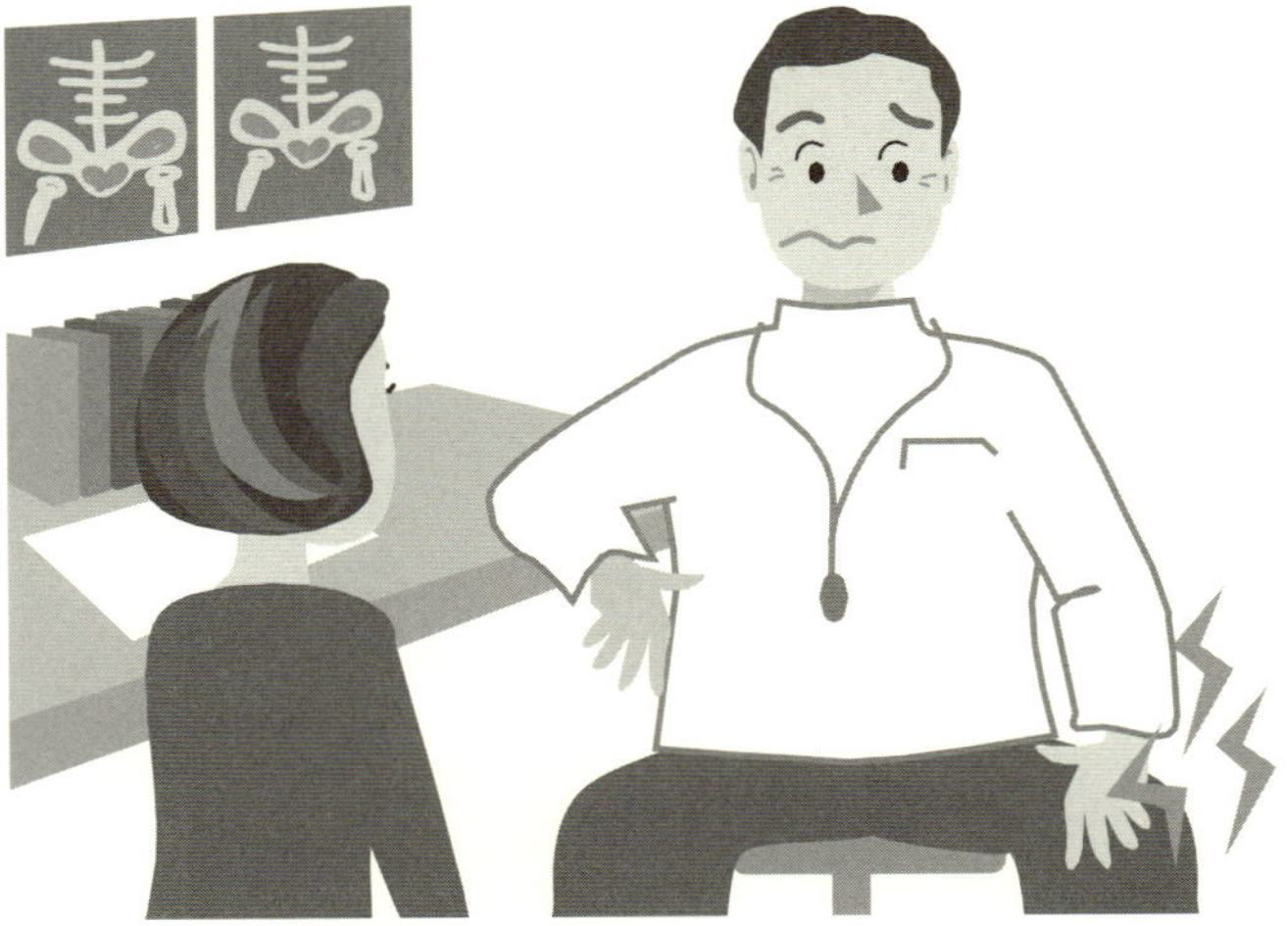

あまりの激痛に足を引きずりながら仕事をしていた

のです。

このときの痛みは一週間ほどで引きましたが、以後、くるぶしやかかとなどに場所を変えながら、二～三ヵ月に一回くらいのペースで痛風の発作に襲われるようになりました。

痛風が長く続くと、足や耳、ひざなどに小さなコブ状の「痛風結節《けっせつ》」（尿酸の結晶）ができることがあります。気がつくと、この痛風結節が耳のつけ根にできていました。いったんできた痛風結節は、尿酸値が下がっても消えることはありません。

高尿酸血症は動脈硬化《どうみゃくこうか》を進める一因となり、ひいては心臓や腎臓《じんぞう》などによくないといわれています。心配になって、さすがにステーキを食べる回数はへらしました。それでも、痛風の発作はなくなりませんでした。

尿酸値を下げる薬もありますが、めんどうくさがり屋の私は、つい飲み忘れてしまいます。まさしく「医者の不養生《ふようじょう》」で、以来、約二〇年間、二〜三ヵ月おきに痛風の発作が続きました。

島村トータル・ケア・クリニックの立ち上げ

もっとも、この間、私には、あまり自分の体調にかまけている時間はありませんでした。自分の求める医療をめざして精力的に活動していたからです。

国立がんセンターに三年間勤務したあと、私は国立療養所松戸病院に移りました。ここではガンの治療がそれほど進んでいたわけではありませんが、がんセンターで学んだ技術や方針を導入し、乏《とぼ》しい設備を工夫して使いながら、ガンの治療に取り組みました。

ありがたいことに院長が全面的にサポートしてくれ、がんセンターからも、腕のよい先生たちが応援に来てくれました。気がつくと日本でもトップクラスの診療ができるようになり、患者さんもふえていたのです。

もう昔の話なので明かしますが、ここで、当時の大臣も八人ほど治療したことがあります。がんばってよい治療を続けていれば、必ず信頼・評価されるのだと身をもって知りました。

その後、国立がんセンター東病院の外科医長をへて、千葉西総合病院の院長となり、八年半勤めました。ここでは、医師として治療に励むかたわら、管理職として経営のことも学び、とてもよい勉強になりました。

医師になってから三〇年をひと区切りにして、私はなんらかの社会貢献をしたいと思っていました。どんな形で貢献できるか、ずっと考えていたのですが、右のような経験に加え、さまざまな出会いや支えもあって、しだいにビジョンがまとまっていきました。

そして、平成十三年十二月、千葉県松戸市に、私がめざす医療を実現すべく、現在の「島村トータル・ケア・クリニック」を開設したのです。

トータル・ケアとは「全人的治療」という意味です。

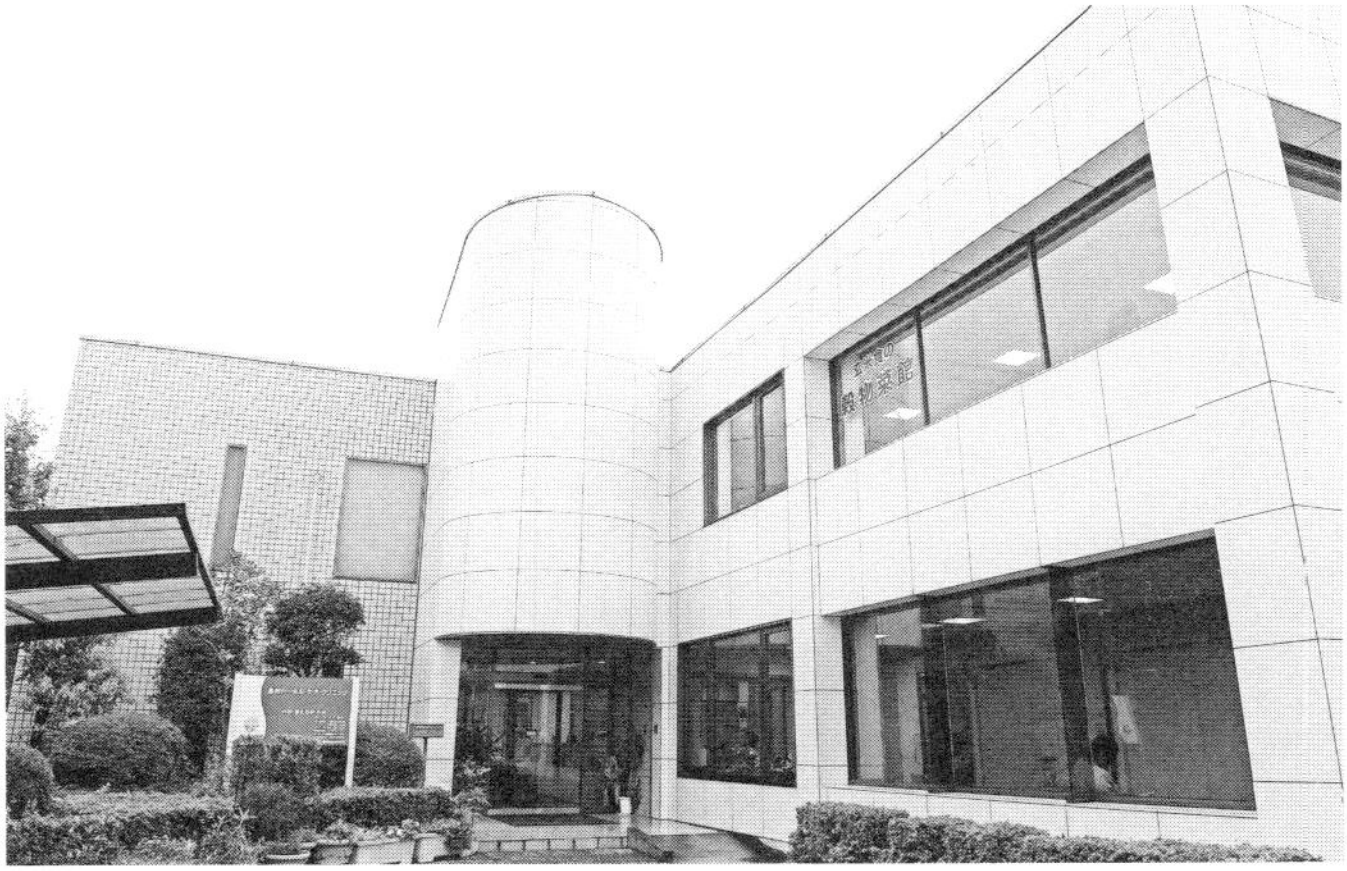

全人的治療を行う島村トータル・ケア・クリニック

私の専門である肝臓ガンの患者さんの経過を見ていると、すぐに再発する人もいれば、長年、再発しない人もいます。再発しない人や、してもガンの進行が遅い人には、食事をはじめとした生活管理のしっかりしている人が多いものです。

食事や運動はもちろん、心の持ち方や生きがいの問題、人間関係など、生活をトータルにとらえていくことがいかに大切か、思い知らされます。

そこから生まれた発想が、「トータル・ケア」です。病気だけを見るのでなく、人間全体を見すえた医療に取り組もうというわけです。

そのなかでも、最も重要なのが「食」

の問題です。

外科医として手術をし続けてきた私のような医師が「食」の重要性を語ると、ちょっと違和感を覚える人もおられるかもしれません。しかし、私は命の瀬戸際での治療をくり返してきたからこそ、予防医療の大切さを痛感しました。そのためにも、食の問題は抜きにできないと思ったのです。

「食」にかかわる奇跡のような偶然

こういった方針は、最初からハッキリと私の中にあったわけではなく、いくつかの偶然や出会いによって、突き動かされるように決まっていきました。

そもそものきっかけは、妻の親戚《しんせき》に、食の達人のような女性たちがいたことでした。私が夫君の主治医だったことなどの縁もあり、交流するうち、「マクロビオティック」という食養生法《しょくようじょうほう》について話を聞く機会がふえてきました。マクロビオティックの基本は、「過剰な動物性たんぱくや脂肪《しぼう》をへらし、穀物《こくもつ》や野菜、海藻、豆類をたっぷりとること」、つまり、簡単にいえば「穀物菜食《こくもつさいしょく》」です（くわしくは六二ページを参照)。

その穀物菜食の一部として重要な位置を占めるのが、本書のテーマである「野菜スープ」なのです。これは、キャベツ、タマネギ、ニンジン、カボチャという四種類の野菜を煮て作るスープで、甘《あま》みが強いので、正式な呼び名は「甘い野菜のスープ」といいます。当クリニックでもそう呼んでいますが、本書では以下、「野菜スープ」という呼び方で統一します。

私は肝臓専門の医師として、現代栄養学による食事療法には、栄養士との協同で二五年も取り組んできました。しかし、それとはまったく趣《おもむき》の違う「野菜スープ」や「穀物菜食」「マクロビオティック」などの話を聞くのは初めてでした。

それらの話は、私にとって新鮮で説得力もあり、「食」の問題が私の中でどんどんクローズアップされていきました。

妻は、親戚の女性たちに教わった野菜スープと穀物菜食で、ひどい花粉症がよくなった経験があります（くわしくは八二ページを参照）。以来、マクロビオティックの勉強をし、かなりくわしくなっていたので、妻から聞くいろいろな話も大いに参考になりました。

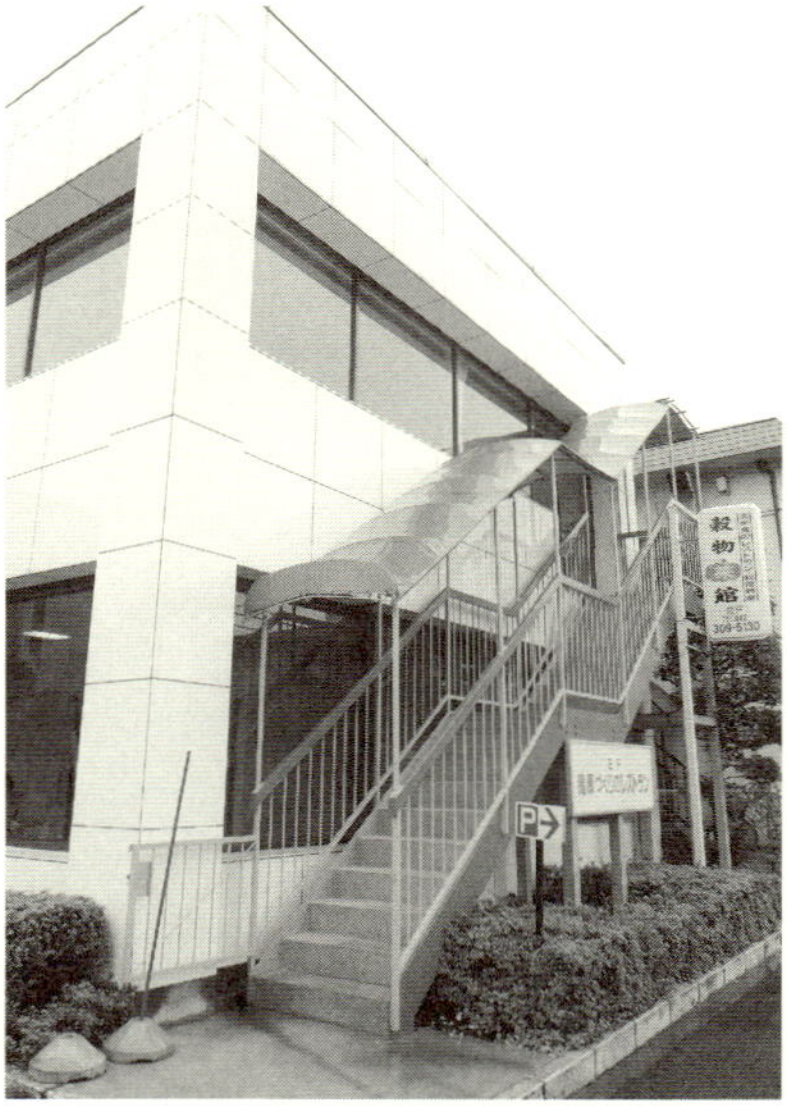

クリニックに併設した穀物菜館

また、私は、平成九年、地域の人たちに感動体験と健康管理を通じて長寿者になってもらうために、「生き生き塾」という活動体をつくりました。そのメンバーたちも協力してくれて、食事の勉強会などをくり返し、具体的な構想ができていきました。

こうして、「体によい食事」を提供するレストラン「穀物菜館《こくもつさいかん》」を併設する当クリニックが、ついにオープンしたのです。「穀物菜館」を開くにあたって、大きな役割を果たした妻には、そのオーナー兼マネージャーになってもらいました。

それから間もなく、私は千葉西総合病院でいっしょに働いていた保健師の松下《まつした》由美《ゆみ》さんにお願いし、当クリニックに来てもらうことにしました。患者さんたちに、健康づくりについて多角的にアドバイスする松下さんの、熱心でユニークな仕事ぶりを知っていたので、ぜひ当クリニックで活躍してもらいたいと思ったのです。

その松下さんが、当クリニックに来たとき、「マクロビオティックなら、私も昔からやっています」というので、また驚きました。聞けば、三〇年近く体験・指導をしているベテランだといいます。総合病院では〝異端児〟扱いされそうで、そのことは公表していなかったのです。

奇跡のような偶然が重なり、以後、当クリニックでは、松下さんに野菜スープをはじめとする穀物菜食の指導をしてもらうことにしました。

驚くような症例が続出

前述したとおり、私は現代栄養学の一般的な「食事療法」なら、もう二五年間もやってきました。しかしながら、正直なところ、それほど劇的な改善や、大きな効果を感じたことはありませんでした。

ところが、当クリニックを開いて、野菜スープをはじめとする穀物菜食を指導し始めると、驚くような症例がどんどん出てきたのです。

二七ページの表は、その例をあげたものです。

この表にあげてある患者さんたちは、全員、最初は標準体重から二〇％以上オーバーの肥満でした。しかし、みなさん、それぞれのペースではありますが、野菜スープなどをとり始めると例外なく体重がへってきました。

一ヵ月で体重が五キロへってコレステロール値が基準値内で安定した人、同じく一ヵ月で七キロやせて肝機能《かんきのう》値が改善した人、四ヵ月で五キロやせて血糖《けっとう》値と尿酸値が正常化した人、五ヵ月で一〇キロやせた人、七ヵ月で一一キロやせた人、二〇〇㎜Hgもあった最大血圧が正常化した人など、それぞれに劇的な改善が見られています。

これは一部の例ですが、ほかにも多くの患者さんの血糖値や血圧、コレステロール値、中性脂肪《ちゅうせいしぼう》値などの検査値が改善されています。とりわけ降圧剤《こうあつざい》（血圧を下げる薬）を服用していた高血圧の患者さんでは、血圧が下がって薬のいらなくなる人が続出し、その数は現在、三七人に上っています。

驚くべきことに、長年、皮膚科で治療しても治らなかった重症のアトピー性皮膚炎でさえよくなっていきます。最近では、全身がかさぶた状の湿疹《しっしん》でおおわれ、診察室でもそれがポロポロ落ちて床が真っ白になるような若い男性の患者さんが、野菜スー

◯当クリニックにおける野菜スープの効果

体験者	期間	体重(kg)	改善された症状	開始時の数値	改善後	基準値
Aさん	8カ月	−9	HbA1c	9.6	5.6	4.3〜5.8%
			総コレステロール	305	183	219mg/dℓ以下
Bさん	4カ月	−5	尿酸値	5.6	4	5.2mg/dℓ以下
			血糖値	130	77	109mg/dℓ以下
Cさん	1カ月	−5	総コレステロール	312	180	219mg/dℓ以下
			HbA1c	6.8	6.1	4.3〜5.8%
Dさん	24カ月	−7	血圧	200/100	130/70	140/90mmHg
Eさん	5カ月	−10	HbA1c	8.5	4.1	4.3〜5.8%
Fさん	7カ月	−11	HbA1c	8.5	4.9	4.3〜5.8%
Gさん	3カ月	−2	HbA1c	11.1	6.9	4.3〜5.8%
			総コレステロール	239	217	219mg/dℓ以下
Hさん	1カ月	−7	総ビリルビン	4.6	1.1	0.2〜1.0mg/dℓ
			GOT	109	28	10〜40
			GPT	305	22	5〜40

※松下由美保健師の調査による

プと穀物菜食でどんどんよくなった例もあります。

ぜんそくや花粉症などもよくなります。前述したように、私の妻も花粉症が劇的に改善しました。

「がんこな便秘や肩こりが解消した」「冷え症が改善し、体がポカポカする」「疲れにくくなった」「よく眠れる」なども、多くの患者さんがおっしゃることです。

さらには、精神的に安定し、イライラしなくなるという変化も見られます。うつ状態も改善されていきます。

効果の現れ方は、個人差がある

ので一概にはいえませんが、早い人で一ヵ月、多くは三〜四ヵ月、時間がかかる人でも半年から一年で、さまざまな改善が見られます。

私の痛風の発作もピタリと起こらなくなった

私自身も、野菜スープと穀物菜食を実践することで、信じられないほどいろいろな症状が改善してきました。

その筆頭は、二〇年来続いてきた痛風の発作がピタリと起こらなくなったことです。ふえすぎていた体重は簡単にへり、クリニックのオープン後に高くなった血圧も基準値内まで下がりました。

便のキレがよくなり、顔のシミが消え、冷え症がなくなり、一日一三時間働いても疲れ知らず……と、いいことずくめです（くわしくは第3章でお話しします）。

こうした患者さんたちの経過や自分たちの経験から、「健康づくりの基本は『食』にある」と、本当に痛感させられます。薬などによる治療も、もちろんケースに応じて必要ですが、基盤となるのは、あくまでもやはり「食」です。

その「食」とは、いわゆる「食事療法」ではなく、根本的に「体によい食事」のことです。それが穀物菜食であり、食事全体をそのようにできれば理想的ですが、部分的にとり入れるだけでも効果があります。

その手段として、手軽にできて大きな効果を発揮するのが「野菜スープ」なのです。毎日の食事に野菜スープをとり入れるだけでも、体は確実に変わってきます。野菜スープで少しずつ体が改善されれば、間食をしたくなくなったり、食べすぎが防げたりして、自然に食生活全般もヘルシーになっていきます。野菜スープは、その糸口あるいは呼び水となるものです。活用しない手はありません。

野菜スープが効果をもたらすもののなかでも、とくに注目したいのが「肥満」です。野菜スープを飲み始めると、よほどの暴飲暴食をしていない限り、肥満は改善されていきます。とくに、内臓の間やまわりにつく「内臓《ないぞう》脂肪《しぼう》」が効率よくへっていきます。

内臓脂肪は、糖尿病や高血圧、高脂血症《こうしけっしょう》（血中の脂質《ししつ》が異常に多くなる症状）といった生活習慣病の危険を高めることが知られています。前述のように、生活習慣病に関連するさまざまな検査値が改善されるのも、内臓脂肪の減少とインスリン抵抗性の改善（後述）による部分が大きいと考えられます。

そこで、次章ではテーマを「肥満」にしぼり、野菜スープの効果についてお話ししたいと思います。

第2章

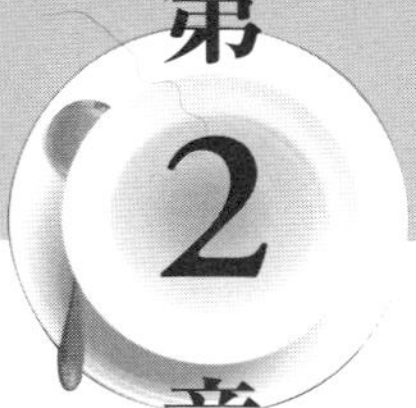

体を理想の状態に変える野菜スープ

劇的なダイエット効果がテレビ放映された

平成十九年一月四日、お昼のテレビ番組『午後は○○《まるまる》おもいッきりテレビ』（日本テレビ系）で、当クリニックが協力した、ある実験が紹介されました。当クリニックで、患者さんたちにおすすめしている「野菜スープ」を、三十～六十歳代の男女一〇名に飲んでもらい、体重などの変化を調べたのです。期間は四週間ですが、一〇日たった時点で、中間報告として測定を行いました。

調べた項目は、体重のほか、腹囲、内臓脂肪《ないぞうしぼう》、血中コレステロール値、肝機能《かんきのう》検査値などです。

ここでいう「腹囲」は、へその高さで測るウエストサイズで、内臓脂肪の量をよく反映します。いわば内臓脂肪のレベルを知る簡便法であり、男性で八五センチ以上、女性で九〇センチ以上になると、「内臓脂肪型肥満」と判定されます。

内臓脂肪のレベルを正式に知るには、ＣＴ（コンピュータ断層撮影）検査でへその高さの体の断面図を撮り、内臓脂肪の面積を調べます（単位は平方センチ）。一〇〇平方センチ以上は「内臓脂肪型肥満」と判定されます。

中間報告の結果は、驚くべきものでした。わずか一〇日で、平均して体重は一・〇五キロ、腹囲は同二・八七センチもへったのです。

最も変化が大きかったのは三十五歳の女性で、体重が五八・五キロから五五・九キロへと二・六キロ減、腹囲が九二・四センチから八七・五センチへと四・九センチ減でした（身長は一四二・二センチ）。

また、三十三歳の女性は、体重が一・一キロへったうえ、血中コレステロール値が二三二mg／dlから一五〇mg／dlに下がり（基準値は二二九mg／dl以下）、LDLコレステロール（悪玉コレステロール）値は一六〇mg／dlから一三七mg／dlに下がりました（基準値は一三九mg／dl以下）。

六十一歳の女性は、体重が五七・五キロから〇・五キロへって五七キロになるとともに、肝機能検査値であるGOTが四三単位から二五単位に下がりました（基準値は一〇～四〇単位）。

四週間後には、一〇人の平均で体重が二・五四キロ、腹囲が五・三センチ減少しました。そして、内臓脂肪の減少が大きかった人では、二〇平方センチ以上もへっていました。

具体的にいうと、六十一歳の女性の場合、内臓脂肪が九四・九平方センチから七二・五平方センチへと、二二・四平方センチへりました。また、四十五歳の女性の場合、同じく四六・二平方センチから二五・一平方センチへと、二一・一平方センチ減少しました。

今回、モニターとして協力してくださったみなさんが、非常に喜んでおられたのはいうまでもありません。

このほか番組では、元フィギュアスケート選手の渡部《わたなべ》絵美《えみ》さんにも協力を仰ぎ、野菜スープを二週間飲んでもらって変化を調べました。

その結果、体重は六五・二キロから六二・九キロへと二・三キロへり（身長は一五五センチ）、腹囲は九三・八センチから八四・〇センチへと九・八センチもへりました。また、内臓脂肪は、五一・三平方センチから四一・三平方センチへと一〇平方センチ減少しました。

渡部さんは、今回の野菜スープダイエットを始める前、スケートを教えている子供たちに、「体が重くなってからできなくなった一回転半ジャンプをぜひ見せたい」といっていました。ダイエット後は、これに挑戦し、みごとに成功させたのです。

モニターのみなさんも渡部さんも、ふだんの食事はほぼそのままとり、野菜スープを飲んだだけで、これだけの成果が得られました。予想以上の結果に、私たち自身、驚いたほどです。

野菜スープは、なぜこうした肥満改善効果を発揮するのでしょうか。

それを知るには、「ヒトはなぜ太るか」を、本当の意味で理解しておく必要があります。

太る背景には「食のアンバランス」がある

「なぜ太るのか」といえば、「食べすぎるから」。つまり、「使うエネルギー（カロリー）分以上に食べるから」と、誰もが答えるでしょう。摂取《せっしゅ》エネルギーが消費エネルギーを上回るので、その過剰分が体脂肪《たいしぼう》として蓄《たくわ》えられ、肥満になるわけです。

確かにそうなのですが、では、なぜ「食べすぎる」のでしょうか。

「意志が弱いから」「ストレスでヤケ食いしてしまうから」「甘い物が好きだから」など、いろいろな答えがありそうです。なかでも、ダイエットの失敗をくり返した人は、

「意志が弱いから」という答えを強調するかもしれません。

しかし、つい間食をしたり、甘い物を食べたりするのは、単に意志の問題だけでかたづけられない側面もあります。どういうことなのか、以下に説明しましょう。

当クリニックで保健師を勤めていた松下由美《まつしたゆみ》さん（現・侑美健康相談室主宰）たちが実践・指導している「マクロビオティック」（六二ページを参照）の理論では、肉は体を熱くする「陽性食品《ようせいしょくひん》」です。したがって、肉をとりすぎると、体はバランスをとるために、体を冷やす「陰性食品《いんせいしょくひん》」を求めます。陰性食品の代表は、砂糖とアルコールです。

第1章で、私がかつて毎日のようにステーキを食べていた話をしました。そのころ、無性に甘い物が欲しくなり、「アーモンドチョコレートを口にほうり込むようにして食べていた」ともいいました。これは、まさに右の理論どおりの食べ方です。この理論を知っていれば、「体を熱くする肉を食べすぎていたから、体を冷やす甘い物が無性に欲しくなった」のだとよくわかります。

こういうとき、甘い物を適切にバランスよくとれれば、まだよいのでしょうが、なかなかそうはいきません。勢い余って、また甘い物をとりすぎるので、今度はまた、

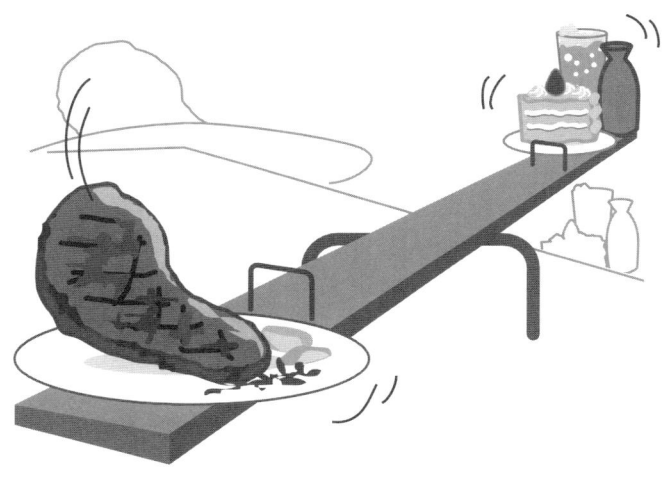

陰陽のアンバランスが肥満を招く

肉が食べたくなります。

ピタッとうまくシーソーが水平にならずに、「あっちにバッタン、こっちにバッタン」とくり返すうち、肉も甘い物も食べすぎ、総エネルギーがどんどんふえて肥満してしまうのです。

すべての人がこれで太るとはいえないでしょうが、現代人には、非常に多いパターンといえるでしょう。

私自身、肉も甘い物も「おいしいから食べる」と、当時はなんの問題意識も持っていませんでしたが、体調をくずす悪循環の食生活だったわけです。

アメリカでは、日本人が驚くほどボリュームのある肉料理を食べ、驚くほど大きくて甘いケーキを食べる人をよく見ますが、こういう世界も前述の理論で説明がつきます。

アンバランスな食生活とは、相対的に「何かが欠落している」ということです。そのために、体が落ち着かず、欠落を満たしたいという強い欲求が起こるのであって、それに意志の力だけであらがうのはたいへんなことです。

穀物《こくもつ》や野菜、海藻、豆類などは、マクロビオティックの理論でいえば「中庸《ちゅうよう》の食品」、つまり体を熱くも冷たくもしないバランスのとれた食品です。なかでも野菜は、現代人に不足しがちなビタミンやミネラル、食物繊維《しょくもつせんい》、体内の有害な物質を取り除くファイトケミカル（八四ページを参照）などをたっぷり含むすぐれた食品です。

それらを、手軽に吸収されやすい形でとれるのが「野菜スープ」なのです。野菜スープを飲めば、体は熱くも冷たくもならずに安定します。先のたとえでいえば、シーソーが水平に止まった状態で、欠落感が生じません。エネルギーの問題ではなく、その意味で満たされるので、間食や過食は自然となくなっていくのです。

ですから、苦労しないでらくにやせやすいのです。意志の力でがまんするダイエットは、いったん成功しても必ずリバウンド（体重の揺り戻し現象）します。野菜スー

○野菜スープは食生活のバランスを整える

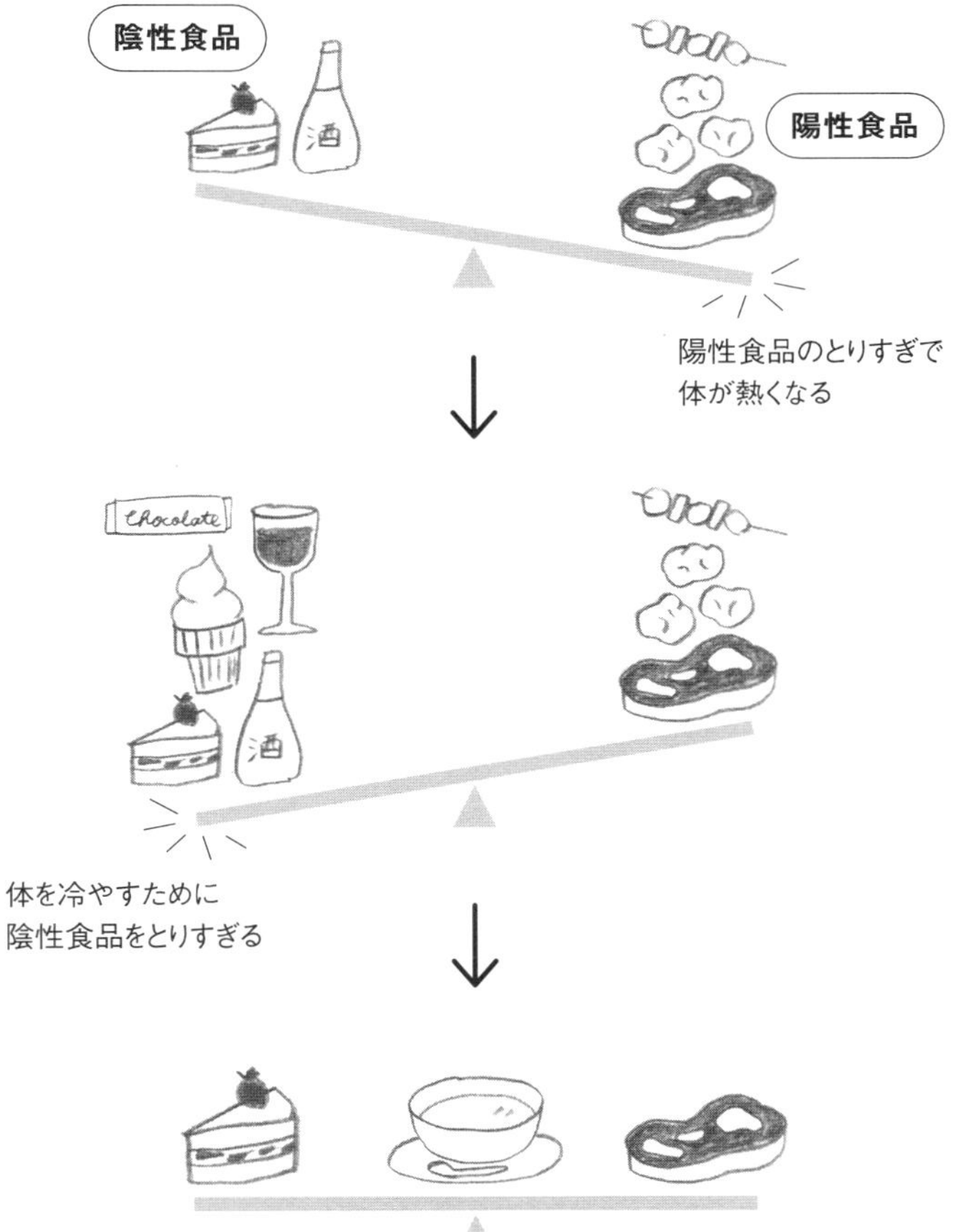
陰性食品
酒
陽性食品
陽性食品のとりすぎで
体が熱くなる
Chocolate
酒
体を冷やすために
陰性食品をとりすぎる

中庸の食品である野菜スープをとることにより陰陽のバランスが整う

プを活用したダイエットは、いわば「食」の法則に逆らわず、自然体で取り組む方法なので、らくで長続きし、リバウンドも起こりにくいのです。

太るとこんな病気にかかりやすくなる

肥満をすると、さまざまな病気にかかりやすくなります。

まず、足腰には、物理的に負担がかかるので、腰痛や変性性膝関節症《へんけいせいしつかんせつしょう》が起こりやすくなります。変形性膝関節症は、ひざ痛の原因の大部分を占めるもので、中高年女性に多く見られます。O脚《オーきやく》や足の筋力低下とともに、肥満が大きな要因となります。

また、睡眠時に大きなイビキと短時間の呼吸停止をくり返す「睡眠時無呼吸症候群《すいみんじむこきゅうしょうこうぐん》」も、太っていると起こしやすくなります。これを放置すると、脳や体の酸素不足から、心臓病や脳血管障害などの危険性が、通常の二〜三倍に高まるといわれています。

このほか、肥満は、いくつかのガンの危険要因ともなることが知られています。代表的なのは、大腸ガン、乳ガン、子宮体《しきゅうたい》ガン、前立腺《ぜんりつせん》ガンなどです。とくに、大腸ガンと乳ガンは、近年、増加し続けており、背景には、脂肪摂取量と肥満の増加があ

◯肥満はさまざまな病気を招く

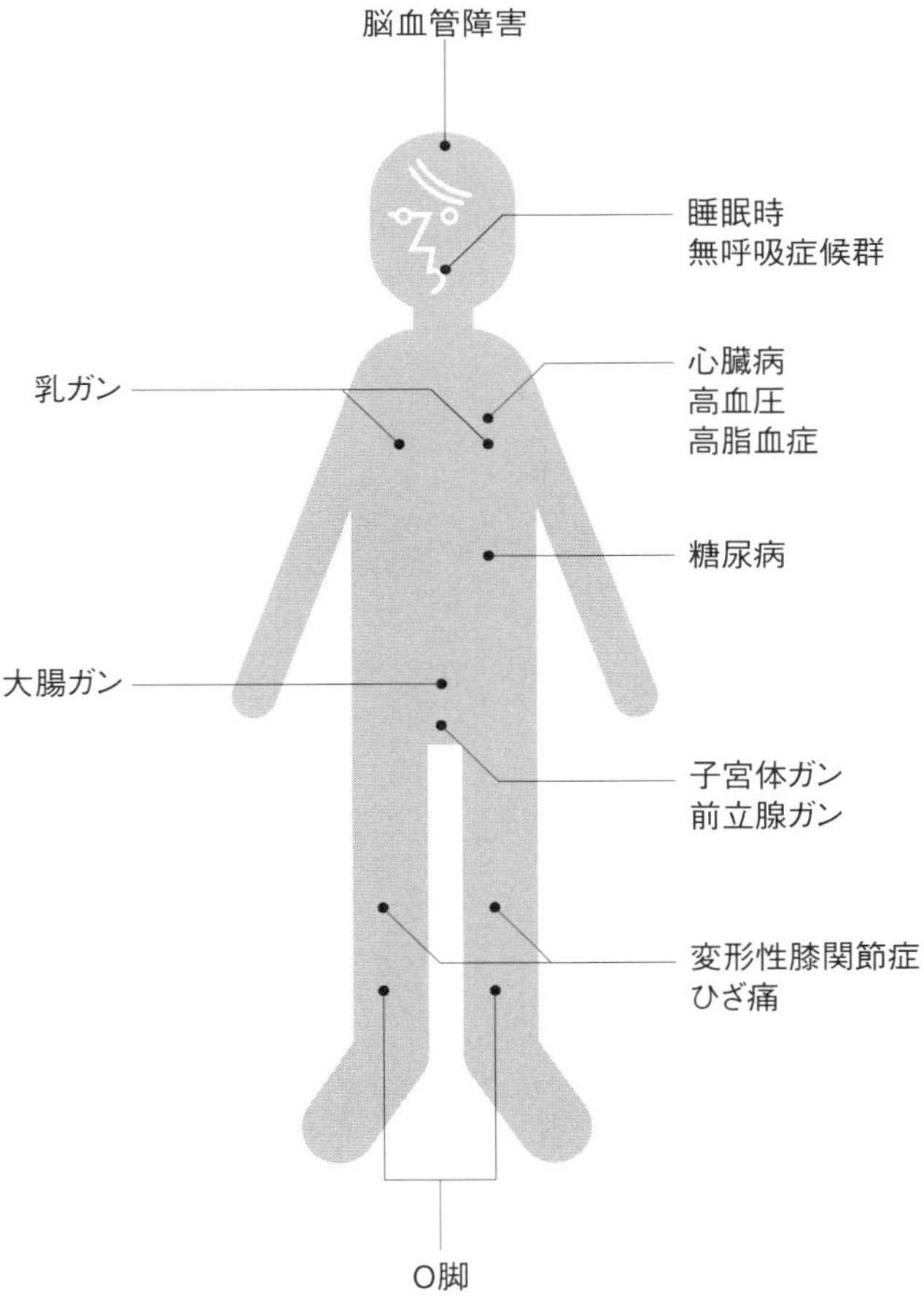

ると見られています。

そして、昨今、肥満とのかかわりがとくに注目されているのが、糖尿病、高脂血《こうしけつ》症《しょう》（血中の脂質《ししつ》が異常に多くなる症状）、高血圧といった生活習慣病です。

これについては、最近、「インスリン抵抗性」との関係が注目されています。

インスリンは、細胞にエネルギー源となるブドウ糖をとり込ませるホルモンです。「インスリン抵抗性」とは、細胞がインスリンに反応しにくくなり、ブドウ糖がスムーズにとり込まれなくなる状態をいいます。太ると、こうした状態に陥《おちい》りやすいのです。

すると、血液中にブドウ糖がだぶついて、糖尿病の発症や悪化が促《うなが》されます。また、脂肪細胞や血管の内側の細胞（内皮《ないひ》細胞）にも、エネルギー源であるブドウ糖がうまくとり込まれないので、高脂血症や高血圧も招きやすくなります。また、インスリン抵抗性が高いと、糖質や脂質の代謝《たいしゃ》（体内での物質の変化や入れ替わり）が低下し、さらなる肥満を招くという悪循環にも陥ってしまいます。

ところで、糖尿病、高脂血症、高血圧が、心筋梗塞《しんきんこうそく》（心臓の血管がつまって起こる病気）や脳梗塞《のうこうそく》（脳の血管がつまって起こる病気）の危険性を高めることはよく知ら

○肥満とインスリン抵抗性の悪循環

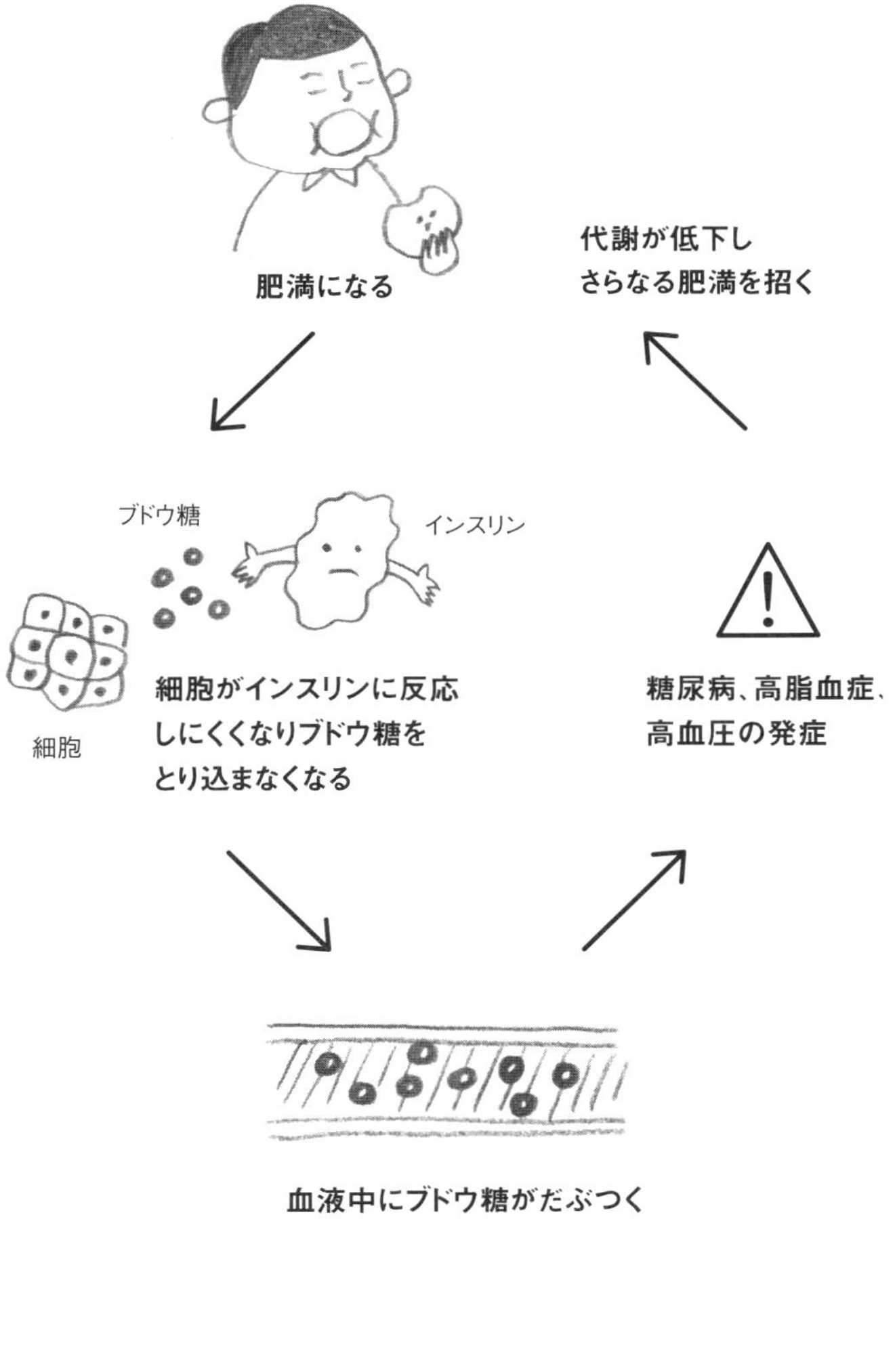
肥満になる
細胞がインスリンに反応
しにくくなりブドウ糖を
とり込まなくなる
ブドウ糖
インスリン
細胞
血液中にブドウ糖がだぶつく
糖尿病、高脂血症、
高血圧の発症
代謝が低下し
さらなる肥満を招く

れています。しかし、最近になって、糖尿病、高脂血症、高血圧の検査値がかなり高くなっても、どれかが単独で進んだ場合は、意外と心筋梗塞や脳梗塞が起こりにくいことがわかってきました。

むしろ、それぞれは軽度から中等度でも、糖尿病、高脂血症、高血圧に肥満を加えた四つが重複したときが危険であり、心筋梗塞や脳梗塞が起こりやすいことがわかってきたのです。

そこで、これらが重複している状態を、以前は、「死の四重奏」、「インスリン抵抗性症候群」、「シンドロームX」、あるいは、肥満のなかでも内臓脂肪が深くかかわることから「内臓脂肪症候群」などと、いろいろな名称で呼んできました。

それらを一つにまとめようということで、平成十年にWHO(世界保健機関)によって定義されたのが、近ごろ話題の「メタボリックシンドローム」です。

肥満、糖尿病、高脂血症、高血圧のそれぞれが軽度から中等度であっても、四つが合わさると心筋梗塞や脳梗塞の発生率が高まることから、警告の意味で生まれた考え方です。

先に述べたとおり、肥満になると、ほかの三つの危険性が高まるので、肥満は「メ

◯メタボリックシンドロームの診断基準

へそのところで測ったウエスト
- **85センチ以上（男性）**
- **90センチ以上（女性）**

↓

うち二つ以上が該当する場合

血圧
- 収縮期（最大血圧）130mmHg 以上
- または
- 拡張期（最小血圧）85mmHg 以上

空腹時の血糖値 …… 110mg/dℓ以上

中性脂肪値 …… 150mg/dℓ以上
または
HDLコレステロール値 …… 40mg/dℓ未満

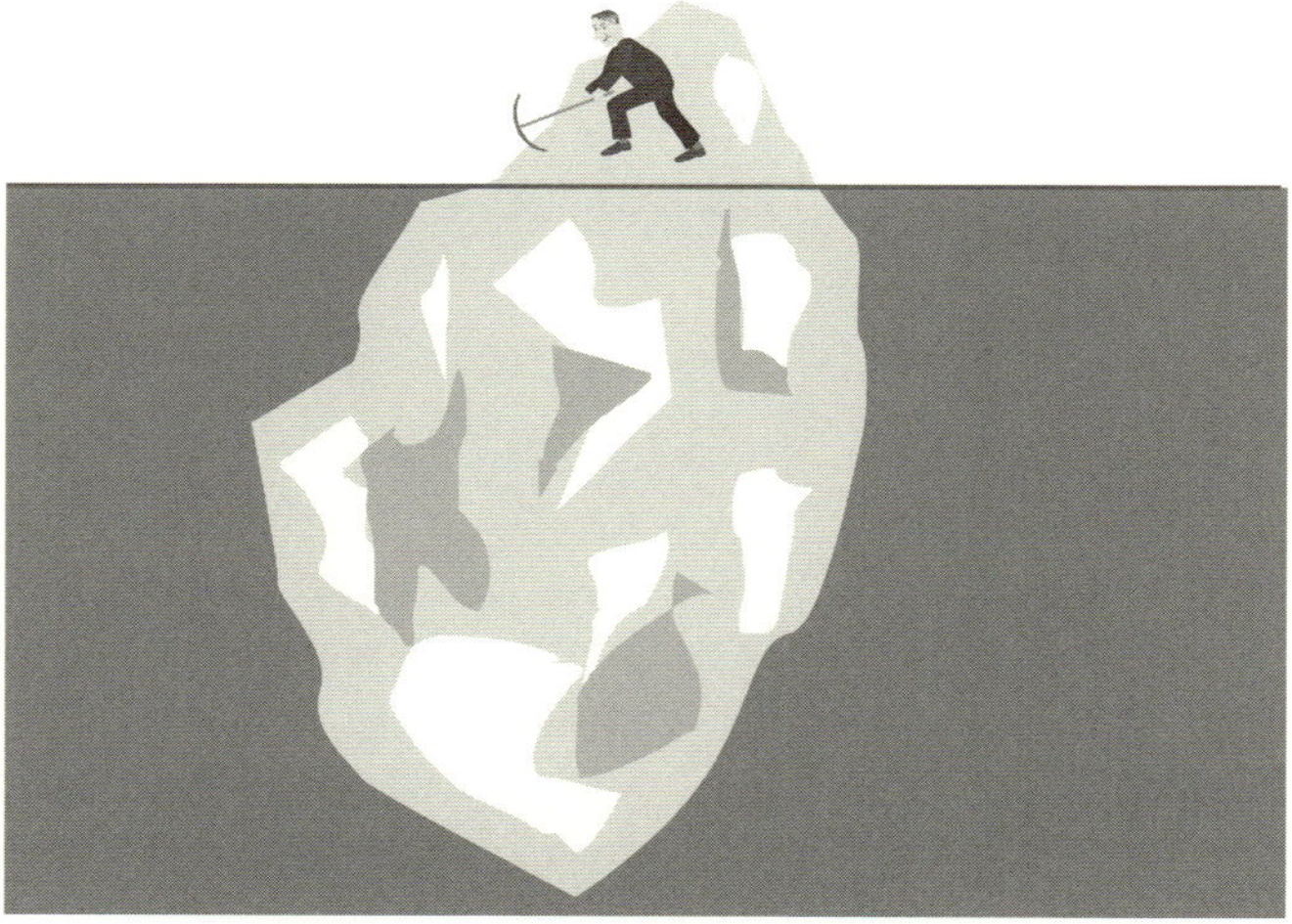

水面上の氷をいくら削っても根本的な改善にはならない

タボリックシンドロームへのいちばんの近道」といえます。

内臓脂肪、糖尿病、高脂血症、高血圧の治療は、「氷山」にたとえるとわかりやすいでしょう。水面下の大きな氷にあたるのは、前述した「インスリン抵抗性」が高まっているという体の基本的な状態であり、そのおおもとには過食や運動不足といった生活習慣があります。それが表面化して、水の上に氷片として出てきたのがおのおのの病気です。

薬での治療は、水面上に出ている氷を削っているのにすぎません。食事療法や運動療法によって、水面下の状態をよくしていかない限り、氷全体は小さくならず、いつまでも病気は根本的に改善していかないのです。

食事療法・運動療法は、インスリン抵抗性をしだいに軽減していき、糖質や脂質の代謝を改善していく基本的な治療です。薬での治療は、それらに併行してこそ効果があがります。

そして、食事療法の主軸として、大きな力を発揮するのが穀物菜食《こくもつさいしょく》であり、誰でも気軽に踏み込めるその〝入口〟になるのが「野菜スープ」なのです。

肥満を自分でチェックする方法

肥満とは「体脂肪がふえすぎた状態」をいいますが、本当に自分が肥満なのかどうか、きちんと知っておくことも大切です。通常の目安としては、身長と体重の割合からそれを判断します。

現在、最も広く用いられているのは、次の計算法で求められるＢＭＩ（ボディ・マス・インデックス）という判定法です。

ＢＭＩ＝体重（キロ）÷｛身長（メートル）×身長（メートル）｝

これで割り出した数値が、

・一八・五未満なら「やせすぎ」

・一八・五以上二五未満なら「普通体重」

・二五以上なら「肥満」

と判定します。二五以上、数字が大きくなるほど、肥満度も高いことになります。

統計的に、最も病気の少ないＢＭＩが、およそ二二になることから、ＢＭＩが二二になる体重を標準体重とします。

次の計算法で、身長から標準体重が割り出せます。

標準体重（キロ）＝身長（メートル）×身長（メートル）×二二

たとえば、体重が六〇キロで身長が一六〇センチの人なら、

ＢＭＩ＝六〇÷（一・六×一・六）＝約二三・四

で、判定は普通体重です。標準体重は約五六・三キロで、できればこれをめざすのが理想的ということになります。

身長と体重の割合から判断するＢＭＩは、筋肉が多く、それによって体重が重くなっ

○BMIの算出法

BMI＝

体重（キロ）÷〔身長（メートル）×身長（メートル）〕

◎ 身長160センチで体重60キロなら

60÷（1.6×1.6）≒23

BMI＝ 18.5未満 → **やせすぎ**

18.5以上25未満 → **普通**

25以上 → **肥満**

22が理想

○標準体重の算出法

標準体重＝

身長（メートル）×身長（メートル）×22

◎ 身長160センチなら

1.6×1.6×22≒56.3

56.3キロが標準体重

ている人などでは、当てはまらない場合もあります。しかし、ほとんどの人には当てはまる便利な指標なので、日ごろの肥満の判定と体重コントロールに役立てるとよいでしょう。

なお、最近では、肥満を「皮下《ひか》脂肪型肥満」と、本章の初めでもふれた「内臓脂肪型肥満」に大別するようになってきました。

前者は、文字どおり皮下脂肪が多いタイプで、下腹部から腰にかけてボリュームのある体型になりやすいことから、「下半身型肥満」あるいは「洋ナシ型肥満」とも呼ばれます。どちらかというと、男性より女性に多いタイプの肥満です。

後者は、腹部の内臓のまわりの脂肪（内臓脂肪）が多いタイプで、上腹部にボリュームのある体型になりやすいことから、「上半身型肥満」あるいは「リンゴ型肥満」とも呼ばれます。こちらは、女性より男性に多く見られます。

見た目に、いかにも「肥満」というイメージなのは前者ですが、生活習慣病やメタボリックシンドロームを招きやすいのはむしろ後者です。ＢＭＩで肥満と判定され、前述のように腹囲が男性で八五センチ、女性で九〇センチを超えるときは、内臓脂肪型肥満を疑う必要があります。

○肥満は2つのタイプに分かれる

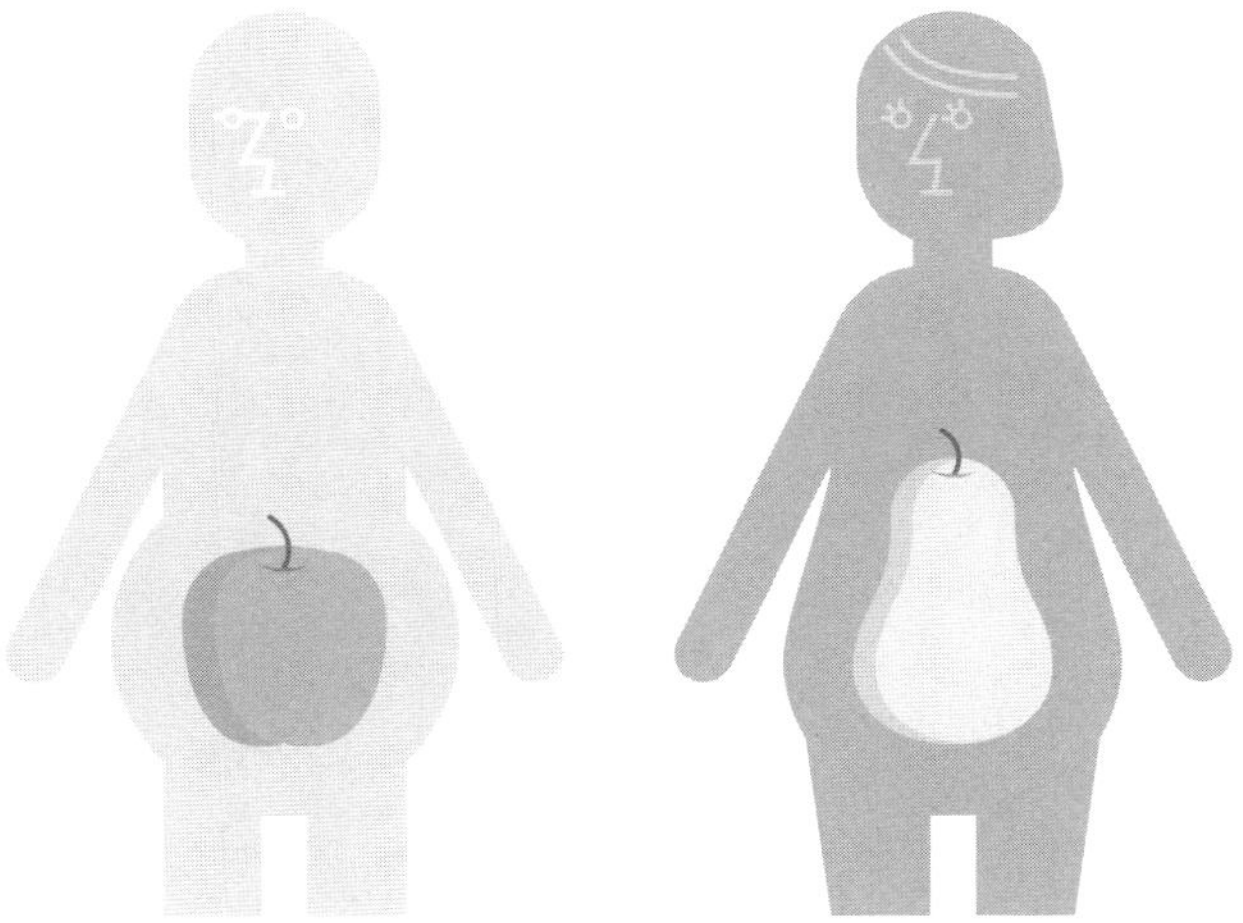

リンゴ型　＝　内臓脂肪型　※男性に多い

洋ナシ型　＝　皮下脂肪型　※女性に多い

⚠ 生活習慣病を招きやすい

内臓脂肪型肥満は、皮下脂肪型より、食事の改善効果が早く現れやすいという特徴もあります。そんなときこそ、野菜スープを活用したダイエットをおすすめします。

理想の食事バランスは「歯」が語っている

できるだけ肥満や生活習慣病を防ぐには、どんなバランスで食事をとればよいのでしょうか。

その一つのヒントは、私たちの「歯」が語っています。

私たちの智歯《ちし》（親知らず）を含む三二本の歯のうち二〇本（つまり歯全体の八分の五）は、食物をはさんですりつぶす「臼歯《きゅうし》（奥歯）」です。これは、穀物や豆類などを食べるのに使う歯です。

八本（つまり歯全体の八分の二）は「門歯《もんし》（前歯）」です。これは、野菜や海藻などを噛《か》み切るのに使う歯です。

四本（つまり歯全体の八分の一）は「犬歯《けんし》（糸切り歯）」です。これは、肉や魚を食いちぎるときに使う歯です。

◯歯が語る理想の食事バランス

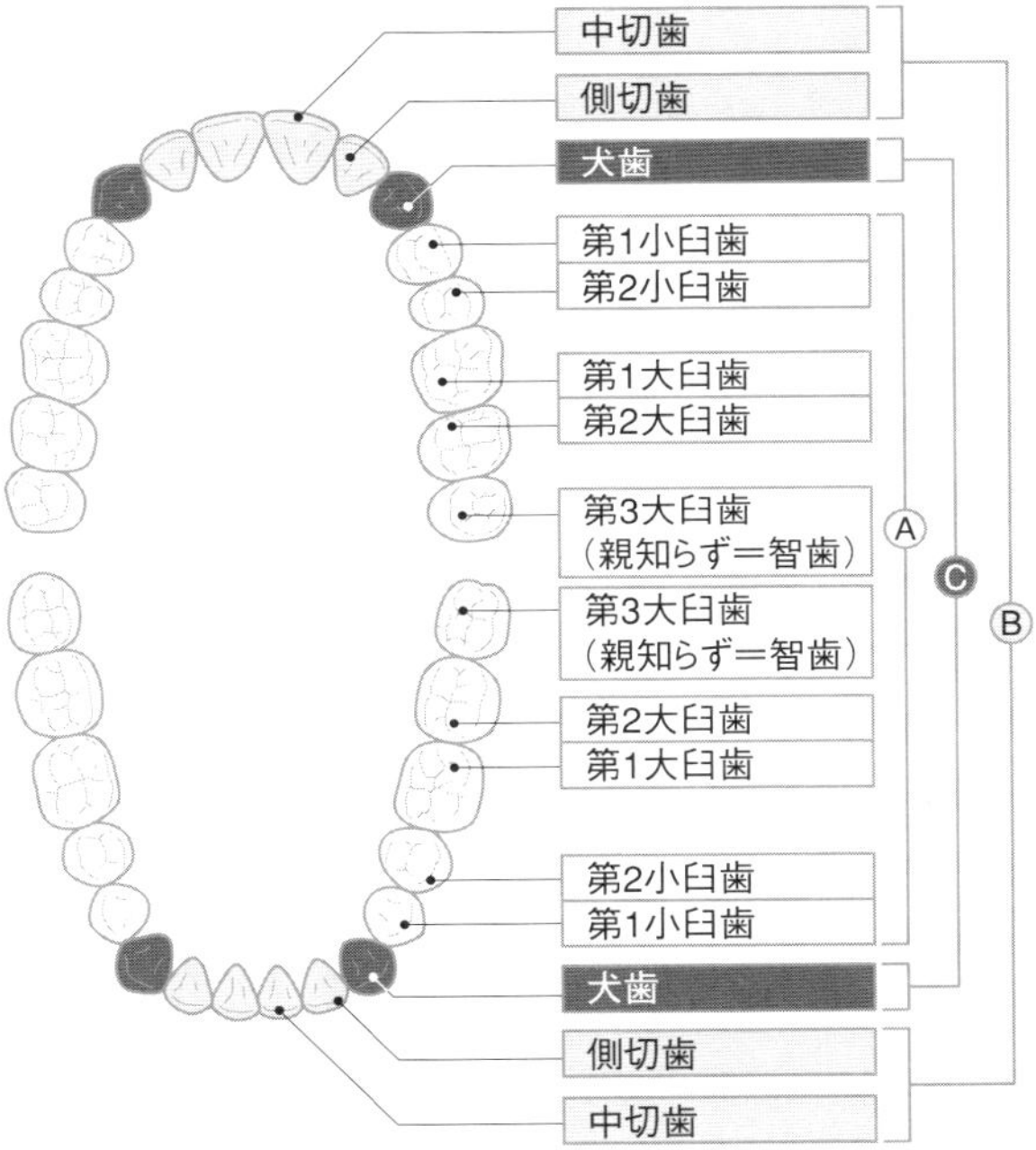

C
1/8は肉や魚を
食べるための犬歯

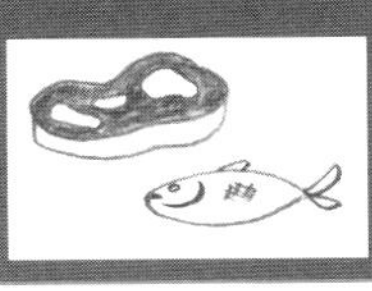

B
2/8は野菜や
海藻などを
食べるのに使う門歯

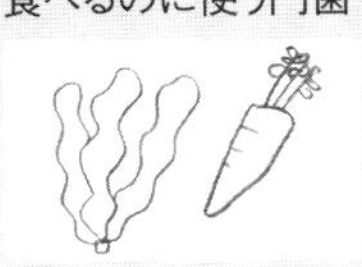

A
5/8は穀物や
豆類などを
食べるのに使う臼歯

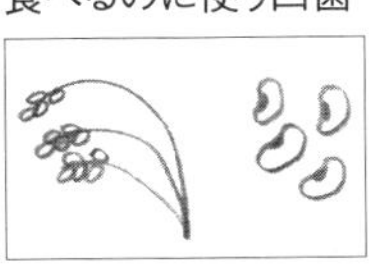

この割合に従って、食事全体の
・八分の五（六二・五％）は穀物や豆類
・八分の二（二五％）は野菜や海藻
・八分の一（一二・五％）は肉や魚介類
にすれば、ちょうどバランスがよくなります。

これは、第3章で述べるマクロビオティックの「食の三角」（六三ページの図を参照）とも、だいたい一致しています。

そして、この「歯が語るバランス」で食事をとろうとするとき、現代人にとって最もネックになりやすいのが、「食事の二五％を野菜や海藻にする」という部分です。

現代人は、肉や魚などのたんぱく源をとりすぎ、穀類や野菜などがへる傾向にあり、とくに野菜不足は深刻です。日ごろ、常に意識し、がんばってとってちょうどよいくらいです。

だからこそ、野菜を手軽に、吸収率のよい形でとる工夫が必要です。それにピッタリなのが、本書で提唱する「野菜スープ」なのです。

ふだんの食事に野菜スープをプラスするだけでも、「歯が語るバランス」の食事に

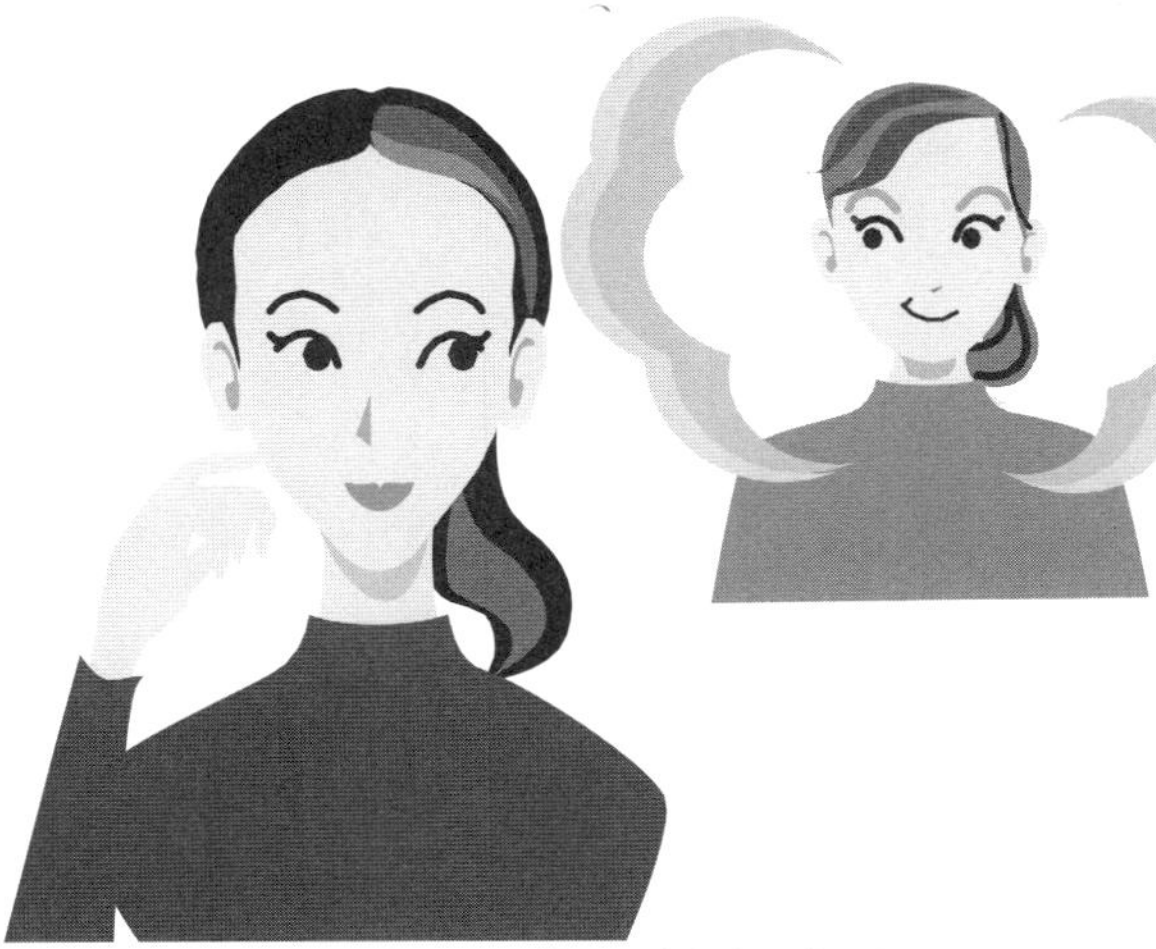

やせすぎの人が飲めば適度な体重になれる

近づけるのに、大いに役立ちます。肉などの食べすぎを控えれば、なおよいでしょう。そうすれば、前述した「食の欠落」がなくなり、自然に間食をしたくなくなって、健康的にダイエットができます。

なお、野菜スープは、太りすぎの人がやせるのに効果的な半面、やせすぎの人が飲むと体重をふやすのに役立ちます。ビタミンやミネラルなど必要な栄養素の補給に役立ち、代謝が整えられるからです。

つまり、野菜スープは、やせるためのものではなく、体を健康的にするものといえます。その結果として、太りすぎの人はやせ、やせすぎの人はほどよく太って体力がつくのです。美容だけでなく、健康法としても、野菜スープをぜひとり入れてほしいと思います。

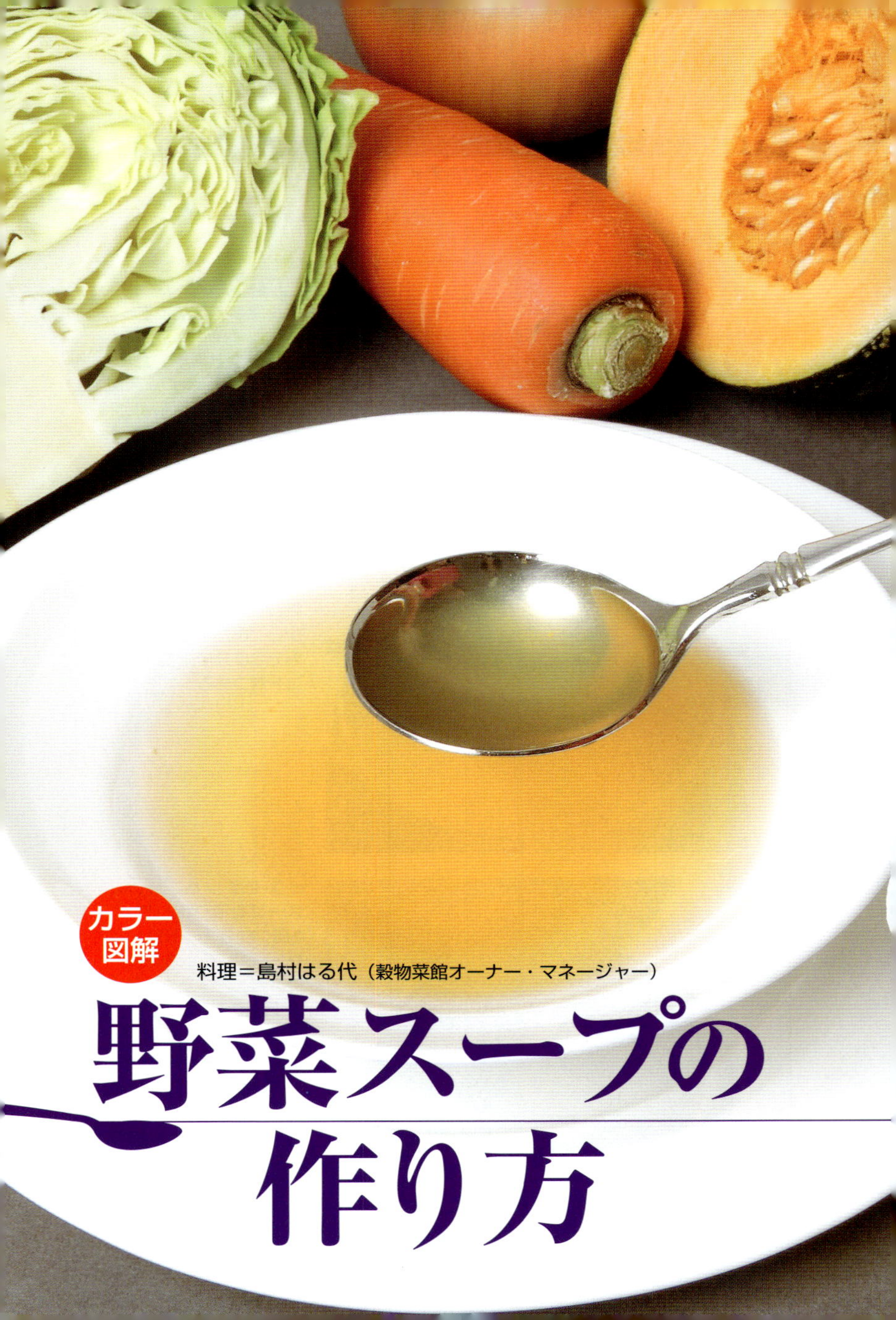

カラー図解

料理＝島村はる代（穀物菜館オーナー・マネージャー）

野菜スープの作り方

●材料（4人分）

キャベツ　タマネギ　ニンジン　カボチャ（各50グラム）
水800ミリリットル
※ 基本的に、キャベツ、タマネギ、ニンジン、カボチャを同量ずつに、その合計の4倍の水で作る。

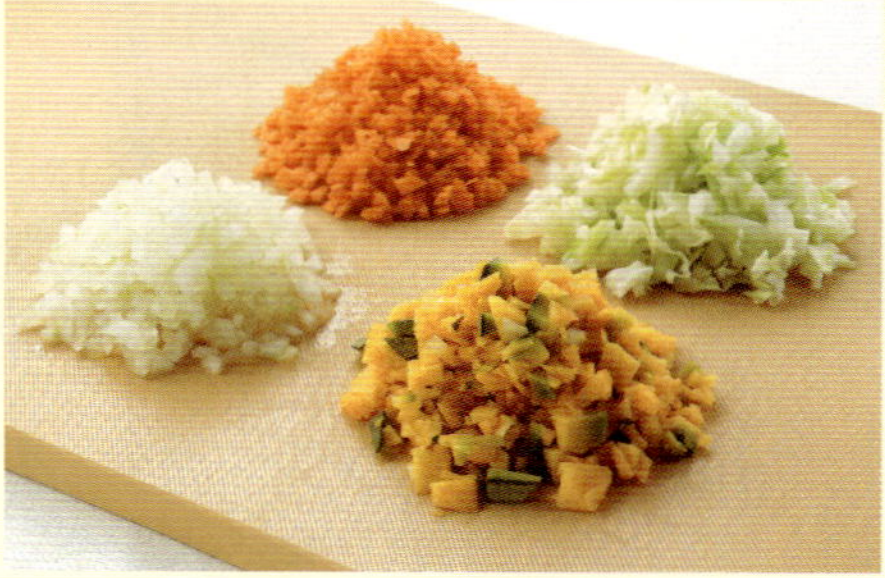

●作り方

❶タマネギは薄皮をむく。

❷①のタマネギ、ニンジン、カボチャ、キャベツをみじん切りにする。
※うまみと栄養がしみ出しやすくなるよう、みじん切りにする。フードプロセッサーを使ってもよい。

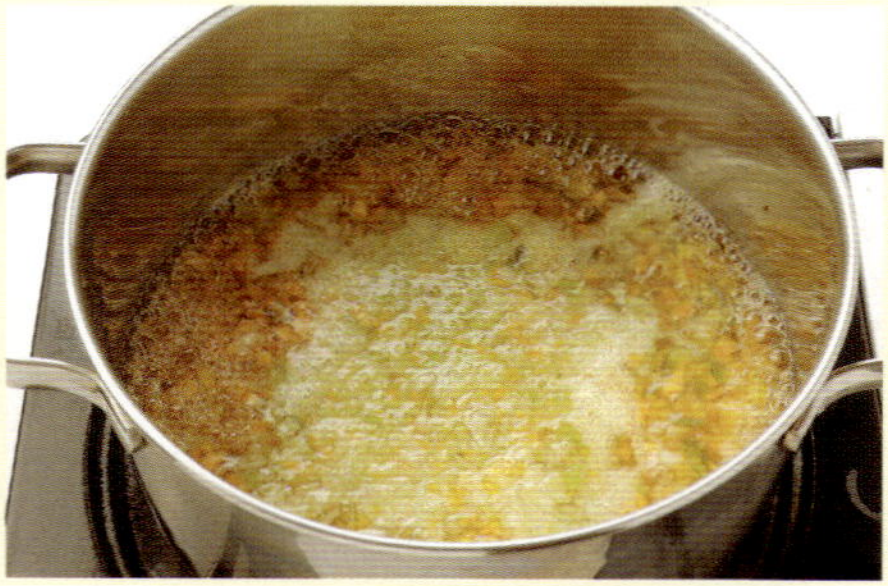

❸②と水を鍋に入れ、一度沸騰させてから、ふたをして弱火で20分ほどコトコト煮つめる。

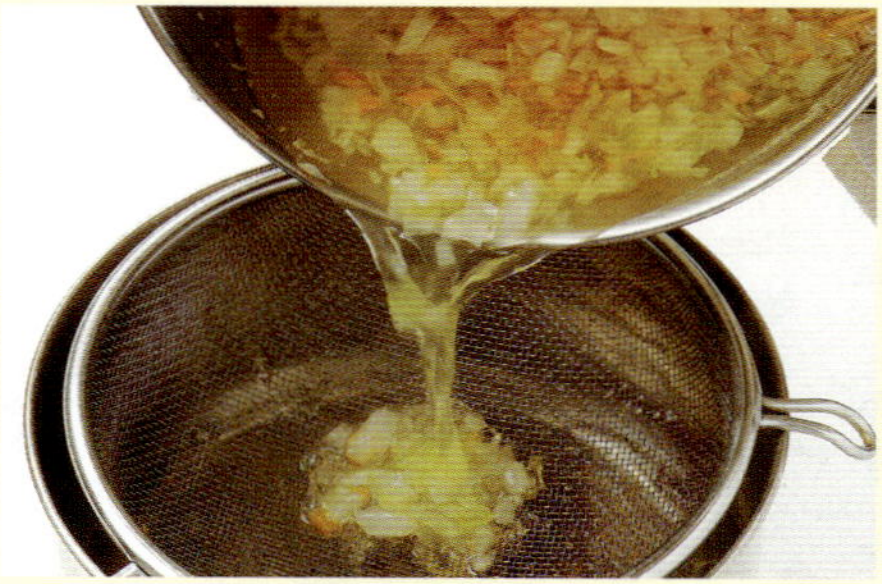

❹③をザルでこし、スープを取り出して1回につき200ミリリットルをいただく。
※ 残った野菜は、カレーやスパゲティ、みそ汁の具などにして食べてもよい。

野菜スープの作り方

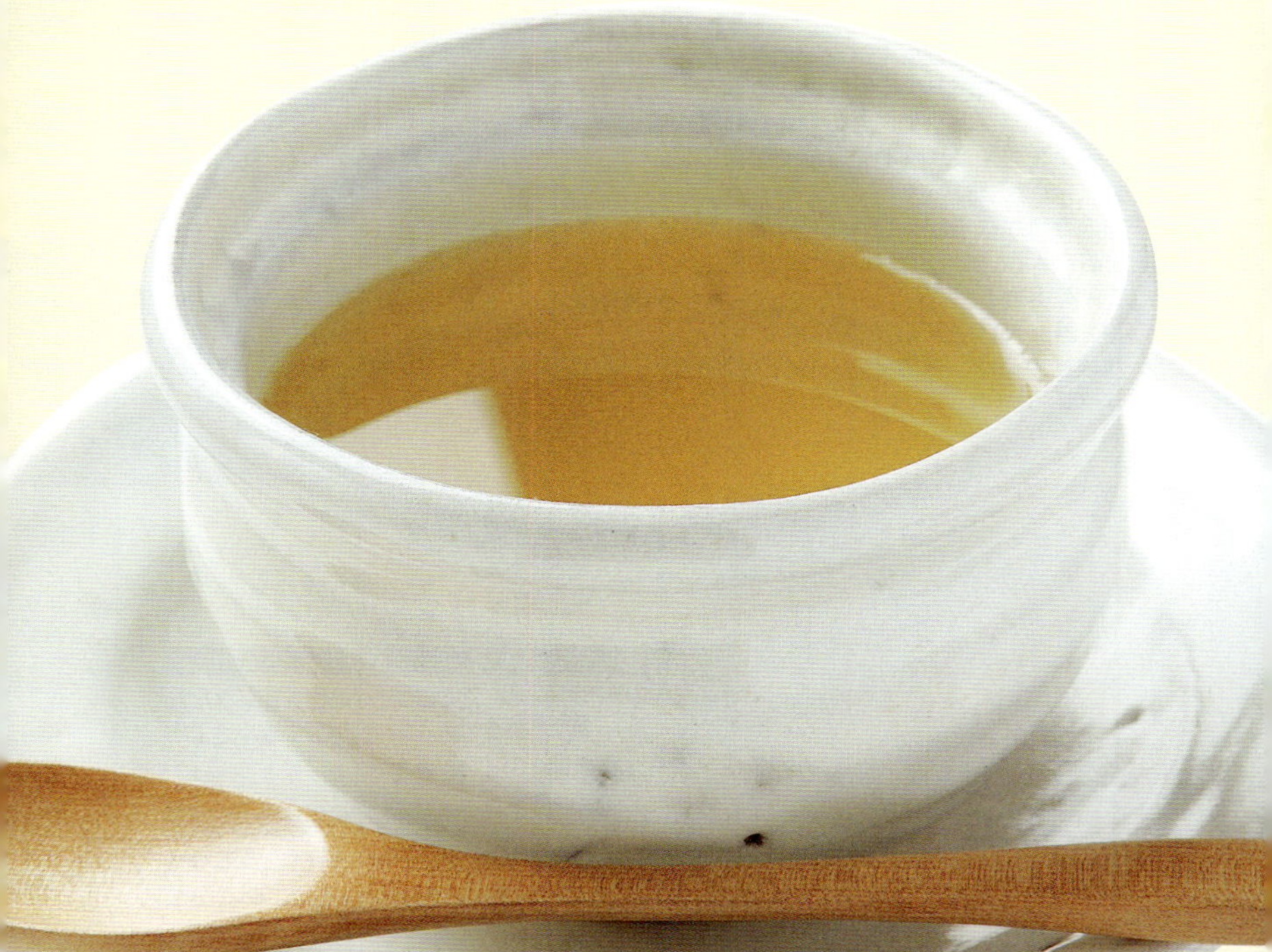

1人分
11
kcal

野菜スープの活用例 1

甘い野菜の風味まろやか

根菜のみそ汁

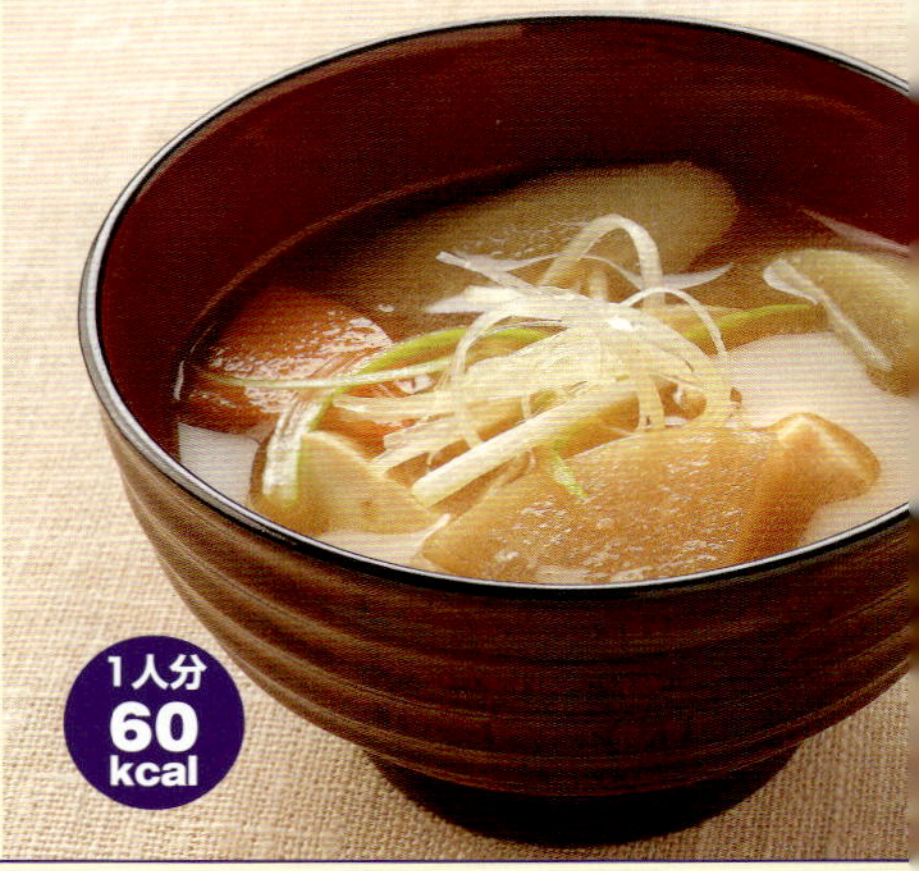

1人分 60kcal

●材料（4人分）

ゴマ油少々　ゴボウ60グラム　ニンジン40グラム　ダイコン40グラム　コンブとシイタケの混合だし500ミリリットル　野菜スープ100ミリリットル　合わせみそ40グラム　豆腐½丁　白髪ネギ5センチ分

●作り方

❶鍋にゴマ油をなじませる程度入れる。

❷①に、薄切りにしたゴボウを弱火で約5分、香りが出るまで炒める。

❸いちょう切りにしたニンジンとダイコンを②に加え、油がまわる程度に炒める。

❹③に、コンブとシイタケの混合だしと野菜スープを加え、沸騰する寸前で弱火にして約10分煮込む。

❺④の野菜が軟らかくなったら、合わせみそを溶き入れ、サイの目に切った豆腐を入れて火を止める。

❻⑤を器に入れ、好みで白髪ネギを添える。

※合わせみそは、麦みそと米みそを1：1で合わせたもの。

野菜スープの活用例 2

みりんなしでも
照りがあってこっくり甘い

ダイコンの野菜スープ煮

1人分 13kcal

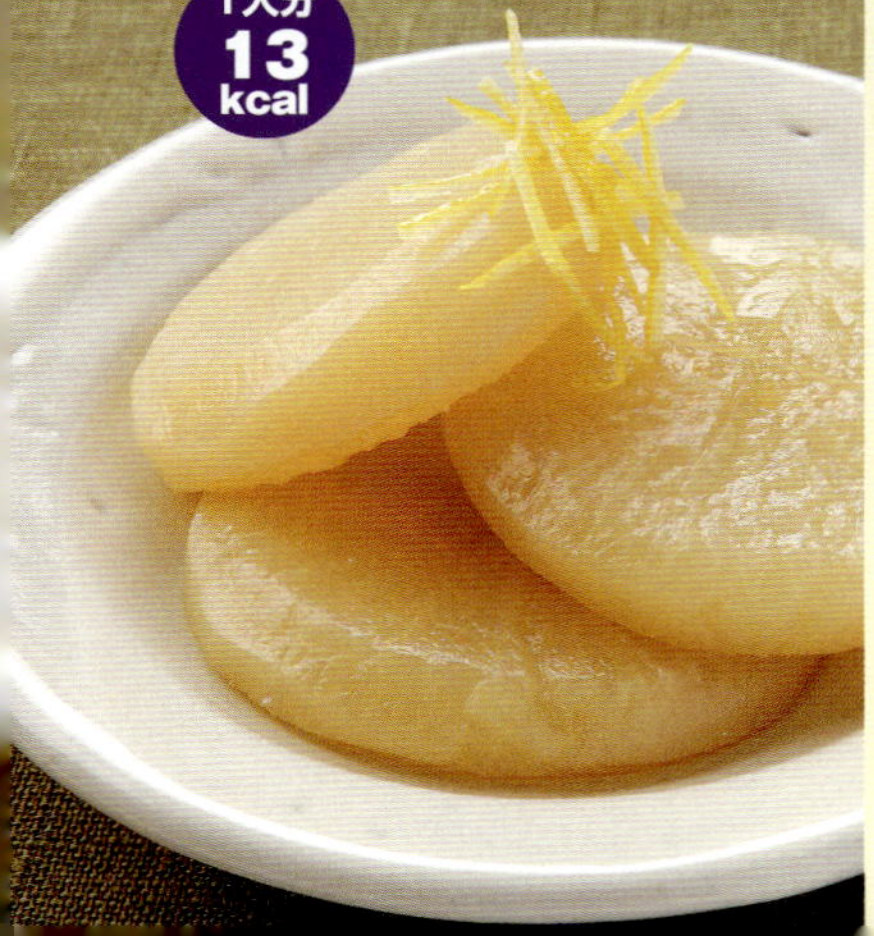

●材料（4人分）

ダイコン½本（600グラム）　コンブだし6カップ　野菜スープ1カップ　塩小さじ½　ユズ適量

●作り方

❶ダイコンは1センチ幅に切り、面取りをする（冬場は皮も軟らかいので、むかなくてもよい）。

❷鍋に①とコンブだしと野菜スープを入れ、沸騰したら塩を加える。

❸②のダイコンが軟らかくなるまでコトコトと弱火で30分から1時間煮込む。

❹器に盛り、好みで千切りにしたユズを添える。

第3章

野菜スープダイエットのすべてを大公開

初めて作った料理が野菜スープだった

これまでお話ししてきたように、当クリニックでは、ちょっとユニークな食事指導の方針をとっています。基本は、「過剰な動物性たんぱく質や脂肪《しぼう》をへらし、穀物《こくもつ》や野菜、海藻、豆類をたっぷりとること」（穀物菜食《こくもつさいしょく》）であり、その実践法の代表としておすすめしているのが「野菜スープ」です。

これらは、「マクロビオティック」という食養生法《しょくようじょうほう》にのっとった方針です。「マクロ＝大きい・長い、ビオ＝生命、ティック＝方法」で、「マクロビオティック」は、「健康で長生きするための食事法」を意味します。

食養指導家の桜沢如一《さくらざわゆきかず》氏によって、一九三〇年代に日本で生まれた食養生法ですが、いまや世界中に広まっています。また、野菜スープ（正式には「甘い野菜のスープ」）は、マクロビオティックの指導者である久司道夫《くしみちお》氏が紹介していたものです。

マクロビオティックでは、基本的に六三ページの図のような割合で、食品をとることをすすめています。これは、第2章で述べた「歯のバランス」にもほぼ一致しています。しかし、毎日、食事全体の二〜三割の野菜をとるというのは、なかなかむずか

◯マクロビオティックにおける食事指導

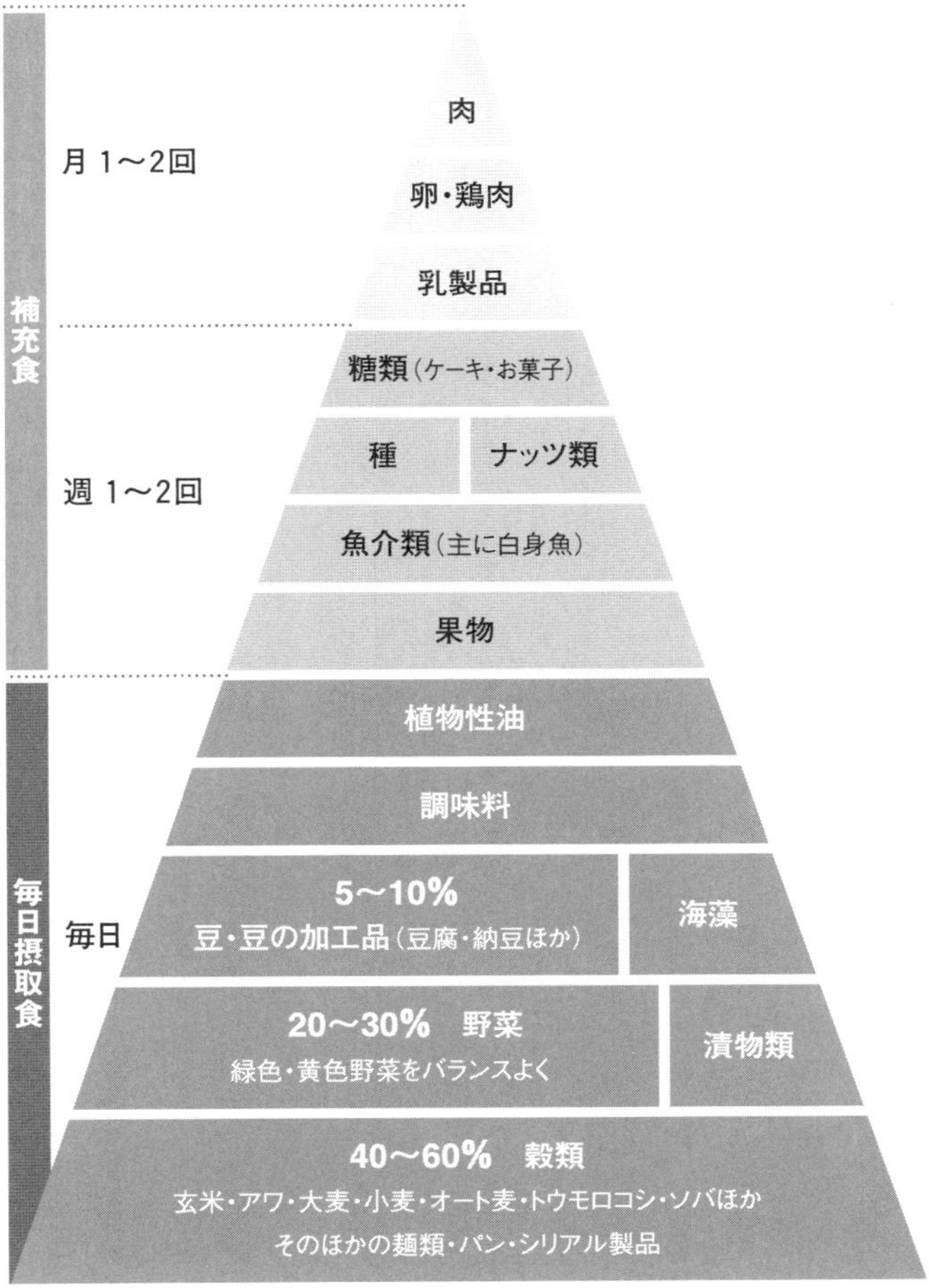

しいことです。

その部分を手軽に補《おぎな》うものとして最適なのが、キャベツ、タマネギ、ニンジン、カボチャという四種の野菜で作る野菜スープなのです。

なぜ、この四種の野菜なのでしょうか。

考案者の久司氏は、「多糖類《たとうるい》を多く含み、内臓におだやかに作用し、動物性食品や甘い物のとりすぎの害を打ち消し、血糖値《けっとうち》を安定させる作用の強い野菜」を選んだようです。

私なりに補足的に考えてみると、
・食材として入手しやすく使いやすい
・煮込んで甘《あま》みやうまみが出やすい
・アクが少ない
・ビタミンやミネラル、活性酸素《かっせいさんそ》（ふえすぎると体に悪影響を及ぼす非常に不安定な酸素）を取り除くファイトケミカル（くわしくは八四ページを参照）を豊富に含んでいる
などの条件がそろう野菜ともいえると思います。また、

・低エネルギー
・甘みがあるので満足感が得られる
・栄養バランスがとれ、間食したくなくなる

などから、ダイエット向きともいえるでしょう。

これは、私の実感でもあります。というのは、野菜スープを活用して、私はたいへん簡単に減量できたからです。

野菜スープを飲むと間食をしたくなくなる

患者さんのためになるならと、前向きにとり入れた穀物菜食や野菜スープでしたが、最初、私自身はそれほど深くかかわっていませんでした。具体的なことは、当クリニックの保健師である松下由美《まつしたゆみ》さん（現・侑美健康相談室主宰）や、病院に併設した自然食レストラン「穀物菜館《こくもつさいかん》」のオーナー兼マネージャーである妻にまかせていたのです。自分で実践しようという気持ちはほとんどありませんでした。

ところが、クリニックがオープンしてからは、昼食を穀物菜館でとるようになりま

した。このレストランでは、名前が示すとおり穀物菜食を出しています。というより、穀物菜食しか出していません。

そのため私も、少なくとも昼食は、自動的に穀物菜食をとることになったわけです。やがて、オープンから半年ほどたったとき、穀物菜館で男の手料理教室を開きました。指導には、マクロビオティックにくわしい食事指導者でゴーシュ研究所所長の山《やま》村晋一郎《むらしんいちろう》氏に来ていただきました。そのとき、野菜スープがメニューにあり、参加者の一人として私も、慣れない手つきで材料を切って作ったのです。

子供のときにちょっと持ったのを除けば、包丁を握ったのはこのときが初めてです。初めて自分で作った料理として、初めて飲む野菜スープは、ほんのり甘くやさしい味で、いかにも滋養《じよう》に富む感じがしました。

このときから、私は野菜スープをときどき飲むようになりました。その一年後くらいからは、毎朝、欠かさず飲むようになったのです。

すると、野菜スープの飲み方と比例するように、だんだん体のあちこちがよくなってきました。

そんななかで、オーバーしていた体重もへってきたのです。

当時、私の体重は七三～七四キロで、一六八センチの身長に対する標準体重六二キロを一〇キロ以上オーバーしていました。

そのことが気にはなっていたので、ちょうどよい機会だと思い、野菜スープを飲みながら、少し意識して間食をやめ、酒量を控えました。

先ほどふれたとおり、野菜スープを飲んでいると、栄養のバランスが整ってくるため、体が満足し、それほど間食をしたくなくなります。甘い物のほか、肉類やお酒も、それほど「食べたい・飲みたい」と思わなくなってきます。

ですから、苦労しないでそういうものを控えることができるのです。すると、食事を普通にとっていても、自然と体重がへってきます。

私の場合は、まず二ヵ月くらいで、体重が七四キロから六七キロに落ちました。その後、一キロくらいふえましたが、また一ヵ月ほどで六三キロまでへりました。

とくに食事の量や回数をへらすわけではないので、基本的に体重のリバウンド（揺り戻し現象）はほとんどありません。とはいえ、しばらくたつうちに、ジワジワと体重がふえてくることもあります。私も、その後、少し太りましたが、それでも普通に食事をして、なんの苦労もなく六五キロをキープしています。そして、ちょっと意識すれば、いつでも六二〜六三キロに落とせる自信があります。

野菜スープの基本的な作り方

それでは、ここで野菜スープの作り方と飲み方をご紹介しましょう（五八〜五九ページの写真を参照）。

一回分の材料は、キャベツ、タマネギ、ニンジン、カボチャを各五〇グラム、水八〇〇ミリリットルです（四人分）。

必ずしも厳密にこの分量でなくてもけっこうですが、原則として、キャベツ、タマネギ、ニンジン、カボチャを同量ずつに、その合計の四倍の水を使います。

作り方は、以下のとおりです。

❶各野菜を洗い、タマネギは薄皮をむく。ニンジン、カボチャは皮ごと使うので、必要ならタワシなどを使ってよく洗う

❷①の野菜をそれぞれみじん切りにする

❸②と水を鍋に入れて火にかける。沸騰《ふっとう》したら弱火にし、ふたをして二〇分ほどコト

○まとめて作った野菜スープの保存法

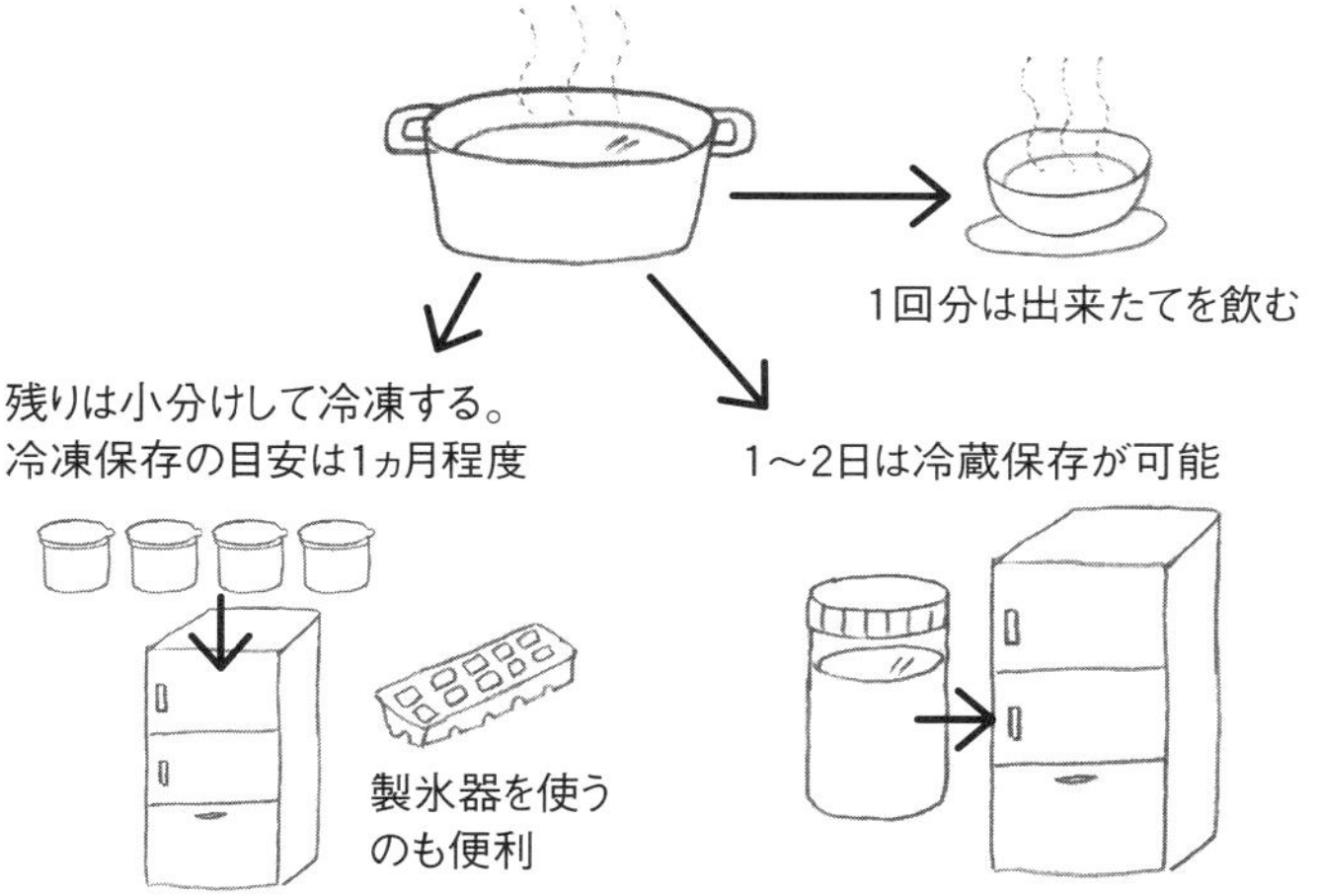
1回分は出来たてを飲む
残りは小分けして冷凍する。
冷凍保存の目安は1ヵ月程度
1～2日は冷蔵保存が可能
製氷器を使う
のも便利

コト煮つめる

❹③をザルでこしてスープをとる

これで出来上がりです。

そのとき飲まない分は、冷めてから冷蔵庫で保存しましょう。保存できる期間は、冷蔵で一～二日程度、冷凍なら一ヵ月程度が目安です。

冷凍すると、作りたてに比べて多少は風味が劣りますが、そのつど作らなくてよいので、忙しい人でも手軽に続けられるでしょう。作った日のうちに冷凍しておけば、効果が大きく劣ることはありません。

必ず、一回に飲む分（二〇〇ミリリットル）ずつ、小分けして冷凍しましょう。

野菜スープダイエットのやり方

野菜スープは、厳密な飲み方が決まっているわけではありません。しかし、これまでの経験からわかっている、ダイエット効果を発揮しやすい飲み方を紹介しましょう。もちろん、ダイエットだけでなく、健康法としてもおすすめの飲み方です。

最も効果的なのは、午後三時ごろ、いわゆる「おやつの時間」に飲む方法です。通常、この時間帯には、空腹になって血糖値が下がります。そのために、体の活力も低下し、つい甘い物をつまみたくなります。

このとき、野菜スープを飲むと、血糖がコントロールされ、甘い物が欲しくなくなります。このスープ自体、野菜の自然な甘みがあるので、味覚的・精神的にも満たされます。

しかも、有効な成分（くわしくは八四ページを参照）が豊富に含まれ、野菜の生命力もつまったスープなので、活力がわいてきます。いわば、体が満足して、きちんと動くようになるのです。空腹の状態で飲むので、吸収率も高くなります。

つまり、野菜スープは、間食や過食をしたくなくなることと、活動的になれるという二つの点で、ダイエットに大きな効果を発揮するのです。これらは、健康的な体づくりにも大切なことです。

ちなみに、やせている人の場合は、同じように飲んでも体重が落ちることはなく、逆にほどよく体重がふえて体力がついてきます。太っている人はダイエット法と健康法を兼ねて、標準体重の人ややせている人は健康法として、ぜひ野菜スープを活用してほしいと思います。

また、朝食前に飲むのも、一日の始まりに、体に活《かつ》を入れるという意味でよい方法です。当然、空腹なので、吸収率も高くなります。

なお、勤めなどがあって、午後三時に飲むのがむずかしい場合も多いでしょう。そんなときは、勤めや外出先から夕方か夜に帰って来たら、すぐに飲む方法もあります。これは、疲れた体を癒《いや》すのに役立ちます。

したがって、朝食前と午後三時の一日二回（午後三時に飲めない人は朝食前と夕方か夜〈帰宅時〉の一日二回）、一回に二〇〇ミリリットルを目安に飲むとよいでしょう。

最初は一ヵ月を目標に、それができたら長期継続を意識しながら、習慣的に飲むことをおすすめします。

野菜スープは、できるだけ温かい状態で飲んでください。そのほうが、代謝《たいしゃ》（体内での物質の変化や入れ替わり）や脂肪の燃焼を促《うなが》す効果が得られやすいからです。

出来たては温かいので、もちろんそのままでよいのですが、冷蔵庫で保存してあったものを飲むときは、火にかけて温めましょう。夏は、それほど温かくしなくてもかまいませんが、せめて常温で飲んでください。

スープに使った野菜は、ほとんどエキスが出てしまっていますが、それでも、まだいくらかの有効成分と食物繊維《しょくもつせんい》などが残っています。

カレーやシチュー、スパゲティ、みそ汁、雑炊《ぞうすい》などに入れたり、そのままゴマ塩などを振りかけたりして食べると、それもダイエットや健康づくりに役立ちます。

ただし、最初からスープと野菜をいっしょに食べることはしないで、まずはスープだけを飲んでください。なぜなら、スープにする目的は、野菜の有効成分をギュッと凝縮したエキスとして、速やかに効率よく体に入れることにあるからです。あくまでもスープを飲むことが大切で、残った野菜の利用はいわば「オマケ」と考えましょう。

ダイエット中の食事に関しては、六三ページの図で示した穀物菜食が基本であり、実際、当クリニックではそのように指導しています。

しかし、一般の方が家庭で厳密な穀物菜食を実践するのは、容易ではないでしょう。そこで、まずは主食の白米を玄米《げんまい》に変えることから始めてみてください。胚芽米《はいがまい》などでもけっこうです。白米に、大麦や、最近出回っている「雑穀《ざっこく》」（白米にまぜるための製品）をまぜて炊《た》くのもよいでしょう。ただし、白米に玄米をまぜると、炊きムラが出やすいので、玄米は玄米だけで炊いたほうがおいしく食べられます。

あとは、食事の全体量を腹八分めとすれば、野菜スープ以外の食事はふだんどおりでかまいません。細かく分量を気にしなくても、ひとくちを五〇回くらいを目安によく噛《か》んで、ゆっくり食べることを心がければ、自然と腹八分めの健康的な食事となります。なぜなら、このように食べると、食事には二〇分以上かかることになり、そうすると、脳の満腹中枢《まんぷくちゅうすう》（飽食中枢《ほうしょくちゅうすう》）が刺激されて、過食しにくくなるからです。早食いをすると、この仕組みが働きにくいので、つい食べすぎてしまいます。「よく噛んで、ゆっくり食べること」を心がけましょう。よく噛むことは、食べすぎ防止以外にも、唾液《だえき》がよく出て消化吸収がよくなるうえに、免疫力《めんえきりょく》（体内に病原体が侵入しても発病を抑える働き）が上がり、ガンの予防に役立つという利点もあります。

イエットのやり方

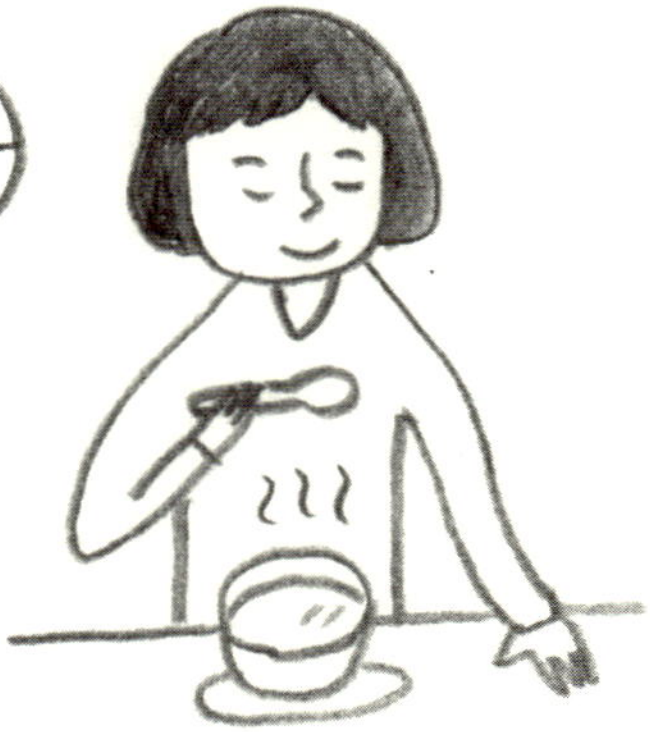

朝食前と午後3時ごろ（もしくは夕方か夜）の1日2回、1回に200ミリリットルを飲む

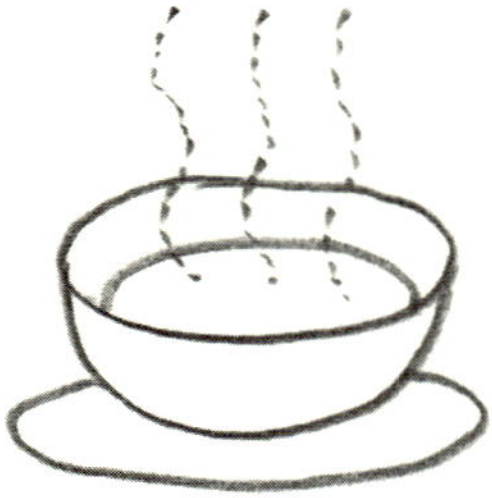

なるべく温かいうちに飲む。
冷蔵庫で保存してあったものを飲むときは
火にかけて温める

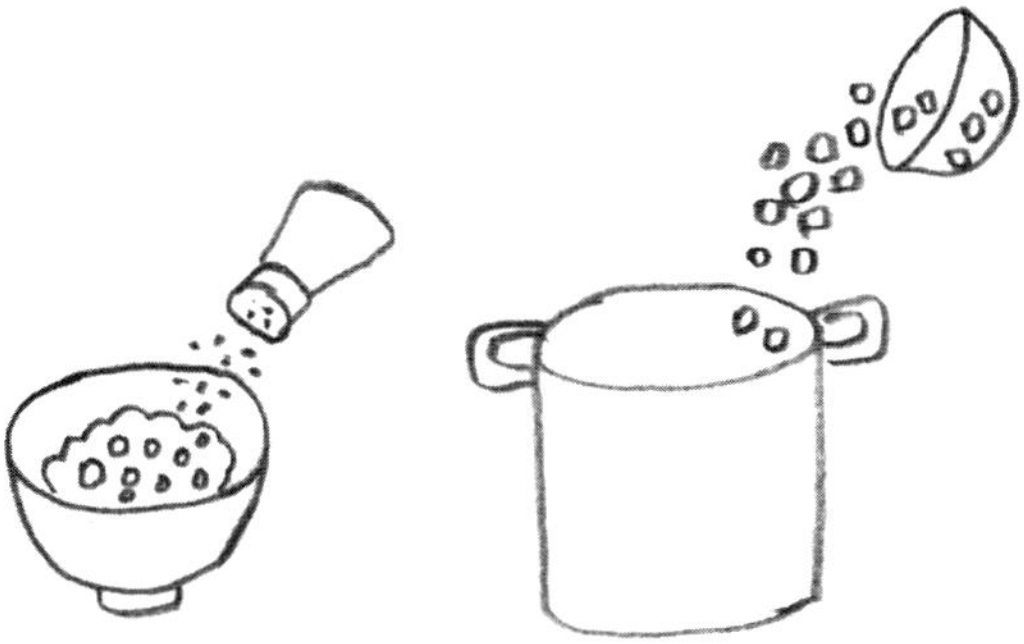

スープに使った野菜はカレー、シチュー、スパゲティ、みそ汁、雑炊などに入れる。あるいはそのままゴマ塩をかけて食べてもよい

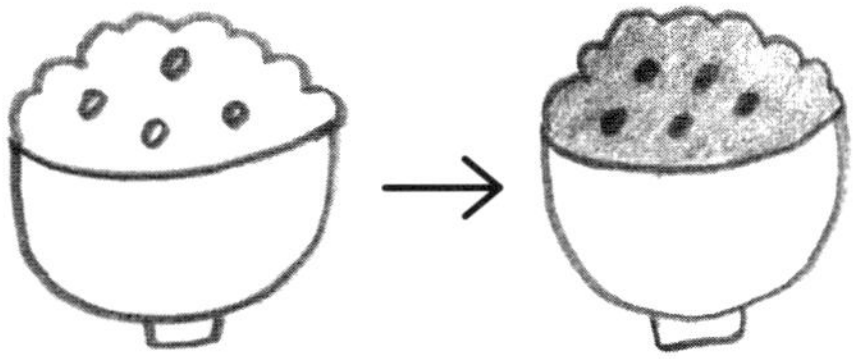

主食の白米をできれば玄米に変え、腹八分めの食事量となるようにゆっくりとよく噛んで食べる

血圧が劇的に下がった

野菜スープには、ダイエット以外にも幅広い効果があります。私の体験談を続けましょう。

一日一食の穀物菜食をとりながら野菜スープを飲み続けていたところ、体にさまざまな変化が現れてきました。まず、体重をへらしたことと関係しているかもしれませんが、第1章でふれたように、年に数回、発作《ほっさ》をくり返していた痛風《つうふう》（高尿酸血症《こうにょうさんけっしょう》）が起こらなくなりました。

一時期、最高で九・四mg／dlあった尿酸値《にょうさんち》は、七・〇mg／dlまで下がりました（成人男性の基準値は四・〇～六・五mg／dl）。まだ少し高めですが、これは体質によるところが大きいのではないかと思っています。尿酸値は高めでも、発作はピタリと起こらなくなったので、本当に助かっています。

また、血圧の変化も劇的でした。

私は、もともと血圧はそう高いほうではありませんが、クリニックをオープンしたあと、高くなってしまいました。自分では、そんなに気にしていないつもりでも、やはりオープンにこぎつけるまでの心労やストレスが影響したのかもしれません。

日によって差はあるものの、平均で最大血圧が一四五㎜Hg、最小血圧が九五㎜Hgとなったので、降圧剤《こうあつざい》（血圧を下げる薬）を飲み始めました（基準値は最大血圧が一〇〇〜一四〇㎜Hg、最小血圧が六〇〜九〇㎜Hg）。

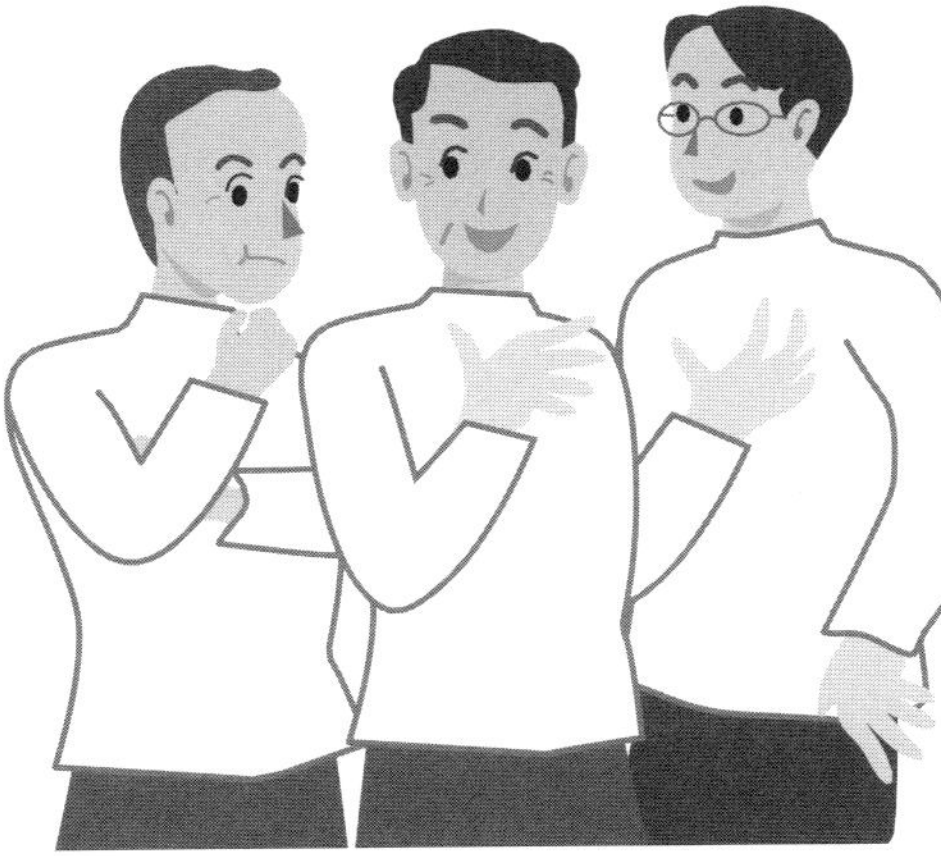
医師仲間の間でも興味津々

ところが、野菜スープを習慣的に飲むようになったら、自然と血圧が下がってきたのです。半年ほどで、最大血圧が一二〇㎜Hg、最小血圧が七〇㎜Hg前後に落ち着き、降圧剤の服用は中止しました。
都合で一週間だけ野菜スープを飲むのをやめたときは、また血圧が上がり、あわててまた野菜スープを飲み始めました。そんな経験からも、血圧のコントロールには、確かに野菜スープが役立っていると思われます。

医師仲間にこの話をすると、みな、興味津々《きょうみしんしん》な様子で聞いています。医師も自分自身が患者になれば、できれば薬でなく、自然の食品で病気を改善したい人が多いのかもしれません。

シミ、イボ、冷え症もなくなった

野菜スープと穀物菜食の効果と思われることは、ほかにもあります。

四十歳を過ぎたころ、私の左ほおには、大きなシミが二つできました。一つは約二センチ五ミリ、一つは約一センチで、かなり目立ちました。俗に「お迎えボクロ」などとも呼ばれる老人性のシミです。

四十歳代にして、こういうシミができるのもいやなものだとは思いましたが、加齢に伴《ともな》う現象なので、しようがないとあきらめていました。

それから十数年たって、野菜スープを飲み始めたわけですが、ふと気づくと、このシミがなくなっていました。二つともきれいになくなり、いまではどこにあったか、わからなくなっています。

シミができてからは、写真を撮るときなど、シミのある左側を向けないように、意識して心持ち斜めにかまえたりしていました。そんな気遣《きづか》いもいらなくなり、心からうれしく思っています。

ちなみに、野菜スープを飲んでいる患者さんや友人・知人にも、「肌のハリ・ツヤが出た」「皮膚が若返ったような気がする」など、「肌への効果」を感じる人は多いようです。

さらに、三十代のころ、私のわき腹には、五ミリ×七ミリくらいのイボができていました。原因はわかりません。ふだんは気になりませんが、着替えのときなどに手にふれていました。ところが、野菜スープを飲み始めて、気がつくとこのイボもなくなっていたのです。不思議な現象の連続です。

前述のとおり、子供のころからあった冷え症も、すっかり解消しました。いま

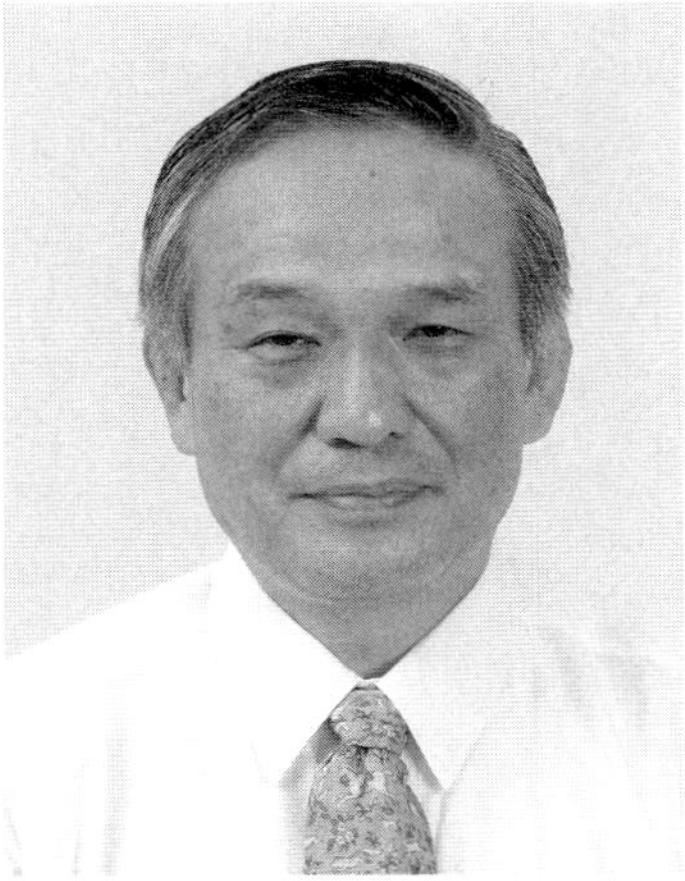

ほおのシミはまったくわからない

では、冬でも手足の先までポカポカしています。

トイレットペーパーがいらないほど便のキレがいい

もう一つ大事なのが、便やオナラの話です。

肉食をしていた時代に、「便が細く、キレが悪くてべたつくようになった」という話をしました。ところが、一日一食の穀物菜食をとるとともに野菜スープを飲み始めてからは、便の状態が変わり、太いバナナ状になったうえ、たいへんキレがよくなりました。

これは、野菜スープなどで食物繊維をじゅうぶんにとっているからでしょう。食物繊維をたっぷり含む便は、まとまっていてべたつきません。

洗浄便座はもちろん、トイレットペーパーさえほとんどいらないくらいです（もちろん、ちゃんと使っていますが）。いま、洗浄便座がもてはやされているのは、一つの社会現象であって、背景には食物繊維不足があるのではないかと、私は見ています。

形状だけでなく、便のにおいも変わりました。

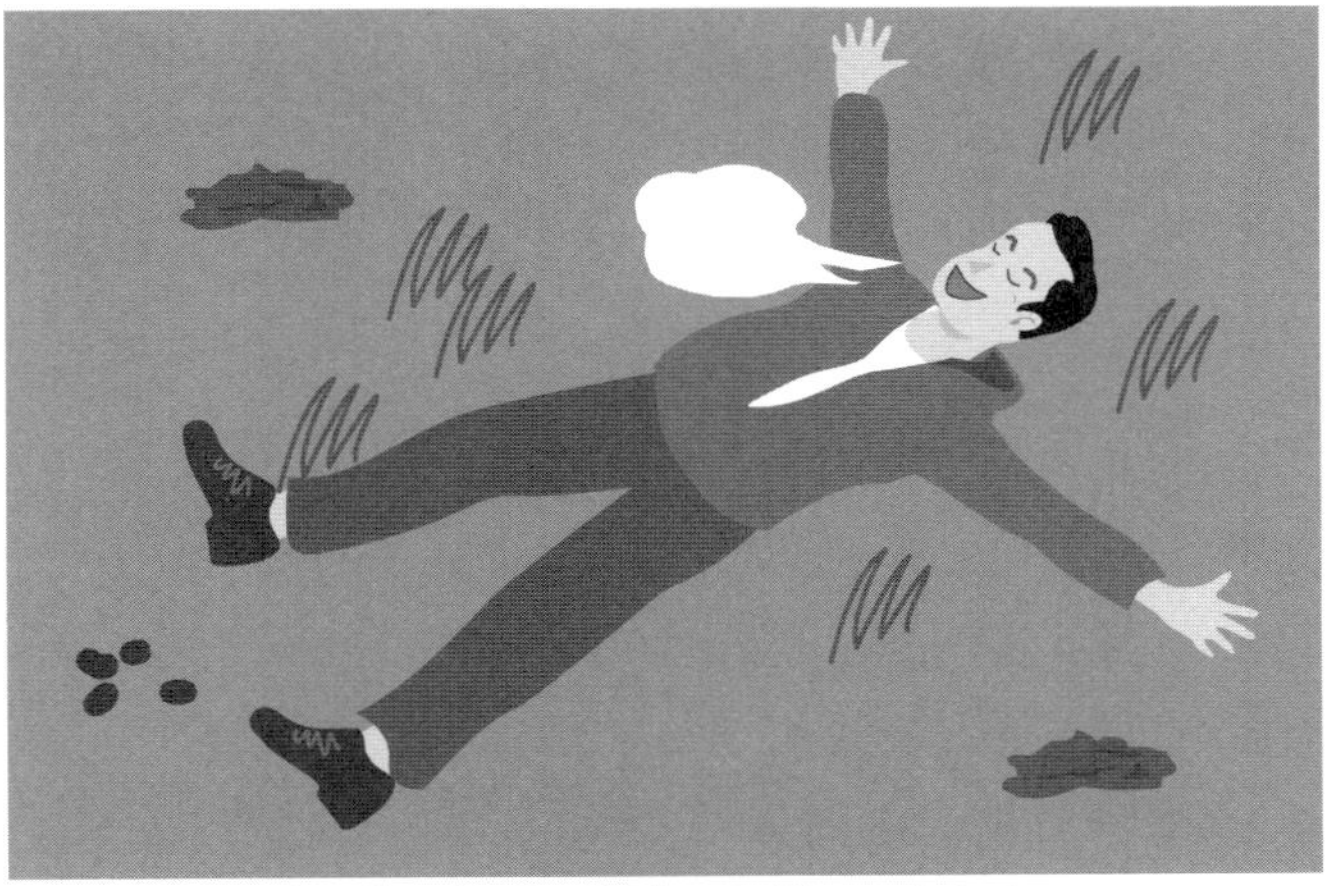

善玉菌の作用で発酵した便はにおわない

肉を多くとると、翌日の便やオナラは悪臭がするものです。これは、腸内細菌のうちの悪玉菌がふえ、腐敗が進むからです。しかし、野菜スープなどで野菜をたっぷりとっていると、便もオナラもほとんどにおわなくなります。なぜなら、腸内の善玉菌がふえ、腐敗でなく発酵《はっこう》が進むからです。

以前、モンゴルに旅行したときのことです。草原で大の字に寝て、「気持ちいいなあ～」と満悦し、ふとわきを見てギョッとしました。ヒツジやヤギの糞《ふん》だらけだったからです。まったくにおわないので、気がつかなかったのです。

モンゴル独特のパオ（組み立て式移動

住居）の中では、カゴに馬糞を集めて、夜の灯火の燃料にしていました。それがまた、とてもいい香りでした。

草食動物の糞は、食物繊維が多く、腸内での発酵も進むため、そこまでにおわなくなるわけです。

野菜スープや穀物菜食をとっていると、草食動物にはとても及びませんが、それに近い便になってくるので、におわないのです。

「便がにおわなくなった」というのは、私だけでなく、野菜スープを飲んでいる患者さんからも、気づいた変化としてよく聞きます。

便通がよくなり、「便秘や痔《じ》が解消できた」という人もたくさんいます。快食・快眠とともに快便は健康の証《あかし》といわれますが、野菜スープは、においも含めた「快便」をもたらしてくれます。

一三年間苦しんだ妻の花粉症も一〇日で治った

妻は、私にとっては野菜スープと穀物菜食の先輩です。その妻が、野菜スープのパワーを実感する大きなきっかけになったのが、長年、苦しんでいた花粉症がよくなったことでした。

　四十歳で四人めの子供を出産した妻は、その年から、ひどい花粉症になりました。連発するクシャミ、とめどなく出る鼻水だけでもたいへんなのに、鼻の粘膜《ねんまく》全体が炎《えん》症《しょう》を起こし、呼吸困難に陥《おちい》ることまでありました。

　薬はほとんど効果がなく、春先は外出さえままならない状況でした。こうして、一三年間も花粉症と闘ってきたのです。

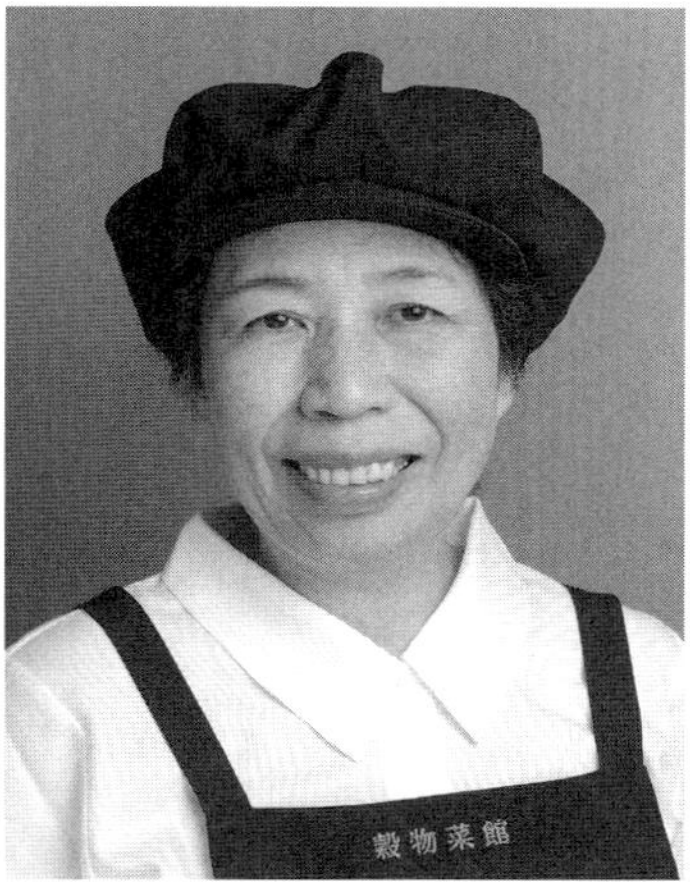

花粉症が完治したはる代夫人

　そんな妻が、親戚《しんせき》の紹介で知ったのがマクロビオティックでした。私同様、肉料理が好きだった妻ですが、花粉症を治したい一心で、穀物菜食に取り組みました。

　野菜スープを飲み、穀物菜食をとるようにしたところ、驚くべき速さで効果が現れました。一三年間、苦しみ続けていた花粉症の症状が、なんとわずか一〇日間ですっかり消えたのです。

野菜の力を痛感した妻は、それまでより熱心に、野菜スープや穀物菜食について勉強をするようになりました。

そのことが、結果的に「穀物菜食のレストラン」というアイデアにも結びつき、現在の穀物菜館ができたわけです。以来、このレストランは、野菜スープや穀物菜食の作り方が学べる料理教室の場としても活用され、患者さんや地域の人たちに親しまれています。

なお、野菜スープは四種の野菜の自然な甘みが凝縮されているので、煮物などの料理やケーキなどのお菓子作りに活用すると味にコクが出ます。穀物菜館の料理教室では、そういった野菜スープの活用法も提案しています（六〇ページの写真を参照）。

野菜スープはなぜ効くのか

ここまで、野菜スープの効用についてお話ししてきました。それでは、なぜ、野菜スープを飲むとこうした効果が得られるのでしょうか。野菜スープは自然の食品なので、薬のように機序《きじょ》（効果のメカニズム）がハッキリしているわけではありませんが、考えられる理由をあげてみましょう。

まず、野菜スープの材料となる野菜には、ビタミンA（β《ベータ》-カロチン）、ビタミンB群、ビタミンC、ビタミンEなどのビタミン類や、カルシウム、カリウム、鉄などのミネラル類が豊富です。

野菜スープにすると、水溶性《すいようせい》（水に溶《と》ける性質）のビタミンB群やCはある程度失われますが、それでも幅広いビタミンやミネラルが含まれています。これらのビタミンやミネラルは、代謝を改善するのに役立ちます。

また、野菜スープは、ペクチンなど水溶性の食物繊維の供給源にもなります。食物繊維には、糖の吸収をゆるやかにして糖尿病の発症・悪化を防いだり、血中コレステロール値の降下を促したりする働きのあることが知られています。

野菜スープが効果をもたらす理由としては、まず、こうしたビタミン、ミネラル、食物繊維による体の調整作用が、まずあげられるでしょう。

しかし、それ以上に重要なのが、「非栄養素」による作用です。

通常、栄養素といえば、「炭水化物（糖質）、脂質、たんぱく質、ビタミン、ミネラル」の「五大栄養素」を指します。そして、ビタミンとミネラルを除いた「炭水化物、脂質、たんぱく質」は「三大栄養素」と呼ばれます。

三大栄養素は主に体のエネルギーになったり、一部は筋肉や骨などの材料になったりします。一方、ビタミンやミネラルは主に代謝の調整に使われます。

野菜スープには、三大栄養素はほとんど含まれていません。したがって、エネルギー（カロリー）もほとんどゼロに等しいのです。つまり、どんなにたくさん飲んでも太る心配はない食品といえます。

栄養素についてはこれだけなのですが、実は野菜スープの本当のメリットは、栄養素以外のところにあります。食品には、五大栄養素以外にも、体に役立つ成分が豊富に含まれることが、近年の研究でわかってきました。「非栄養素」とは、そうした成分の総称です。

野菜スープの大きな魅力は、非栄養素にあります。

非栄養素のなかでも、植物性食品に含まれる色素《しきそ》、香り、辛《から》み、苦《にが》みなどの成分を、「ファイトケミカル」と呼んでいます。ファイト（phyto）はギリシャ語で「植物」、ケミカル（chemical）は英語で「化学物質」という意味です。

○栄養素と非栄養素

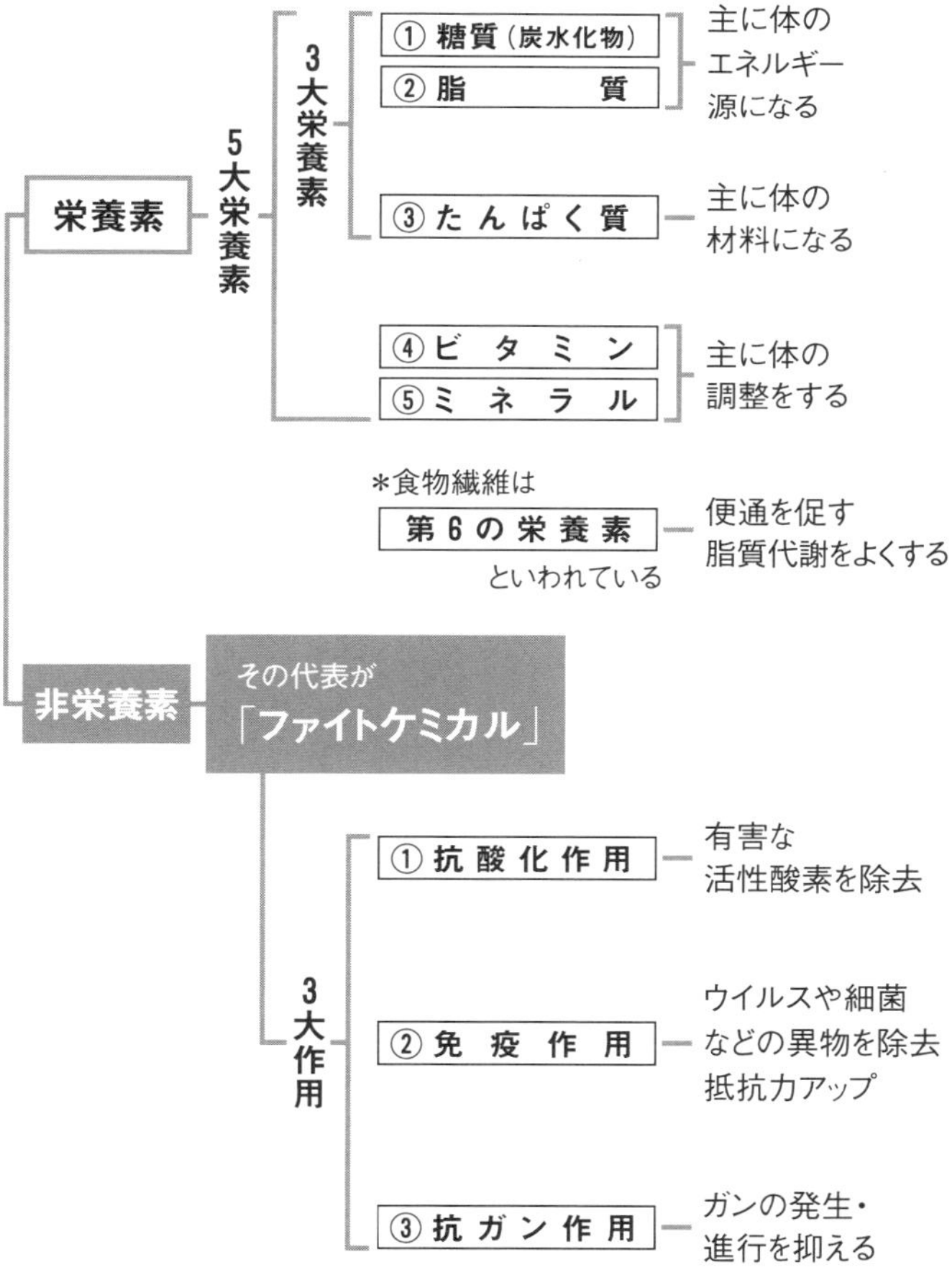

栄養素
5大栄養素
3大栄養素
①糖質（炭水化物）
②脂　質
主に体のエネルギー源になる
③たんぱく質
主に体の材料になる
④ビタミン
⑤ミネラル
主に体の調整をする
＊食物繊維は
第6の栄養素
といわれている
便通を促す
脂質代謝をよくする
非栄養素
その代表が
「ファイトケミカル」
3大作用
①抗酸化作用
有害な活性酸素を除去
②免疫作用
ウイルスや細菌などの異物を除去
抵抗力アップ
③抗ガン作用
ガンの発生・進行を抑える

つまり、ファイトケミカルとは、「植物に含まれる化学物質（化学物質といっても、ここでは自然の成分）」を指し、その代表がポリフェノールやフラボノイドです。この二つは、野菜スープの四つの材料すべてに含まれています。

ニンジンやカボチャに豊富なβ-カロチンも、ファイトケミカルの一種です（β-カロチンは体内でビタミンAに変換されますが、β-カロチンそのものとしても働きます。その場合はファイトケミカルととらえます）。

また、タマネギには硫化《りゅうか》アリルやその化合物、キャベツにはスルフォラファンやイソチオシアネート（いずれもイオウ化合物）などのファイトケミカルが豊富に含まれています。

活性酸素を取り除き元気な体をつくる

ファイトケミカルは、次の三大作用を持つことが知られています。

- 抗酸化作用《こうさんかさよう》＝体内でできる有害な活性酸素を取り除く
- 免疫作用《めんえきさよう》＝ウイルスや細菌などの異物から体を守る

・抗ガン作用＝ガンの発生・進行を抑える

いずれも重要な働きですが、とくにここで注目したいのが抗酸化作用です。

私たちの体内では、絶えず活性酸素という有害物質がつくられています。活性酸素は、ウイルスなどの病原体を退治したり、老廃物《ろうはいぶつ》（体内で不要になり体外に排出《はいしゅつ》されるべき物質）を処理したりするのにも使われますが、体内に多くなりすぎると、さまざまな弊害《へいがい》をもたらします。

近年の研究では、動脈硬化《どうみゃくこうか》や糖尿病、高血圧、高脂血症《こうしけっしょう》（血中の脂質《ししつ》が異常に多くなる症状）などの生活習慣病、ガン、アトピー性皮膚炎やぜんそく、花粉症といったアレルギー性疾患《しっかん》など、多くの病気に活性酸素がかかわることがわかっています。また、体の老化自体も、活性酸素によって助長されると考えられています。

野菜に含まれるファイトケミカルは、その活性酸素を取り除く強力なパワーを持っています。そうした抗酸化作用は、A・C・Eなどのビタミン類にもありますが、ファイトケミカルの作用のほうが、はるかに強いことがわかっています。

野菜スープは、ファイトケミカルの宝庫といえる食品です。ここまでお話しした野菜スープのいろいろな効用は、その豊富なファイトケミカルの働き、なかでも抗酸化作用によるところが大きいと考えられます。

なお、野菜スープに含まれるファイトケミカルのうち、タマネギに豊富な硫化アリルは、独特の作用として、ビタミンB_1の吸収や体内での持続性を高める働きがあります。この働きを通じて、硫化アリルは疲労回復を促すのにも役立ちます。

ファイトケミカルは、動物のように自由に動けない植物が、紫外線《しがいせん》や害虫や大気汚染などから自《みずか》らを守るために、長い歴史の中でつくり出してきた物質だといわれています。私たちは、その植物の恩恵《おんけい》にあずかって、ファイトケミカルによる健康づくりができるわけです。

ところで、野菜に含まれるファイトケミカルが「効く理由」なら、スープでなく、生《なま》野菜ジュースでも、野菜そのものを食べてもよいはずです。野菜スープにする意味はあるのでしょうか。

実は、ここにもたいへん重要な意味があります。

ファイトケミカルは、野菜の「細胞の中」に含まれています。その細胞は、セルロースという繊維成分でできた「細胞壁《へき》」でおおわれています。

生のままでは、この細胞壁がこわれにくく、ファイトケミカルがあまり効率よく摂《せっ》

◯活性酸素がかかわる主な病気

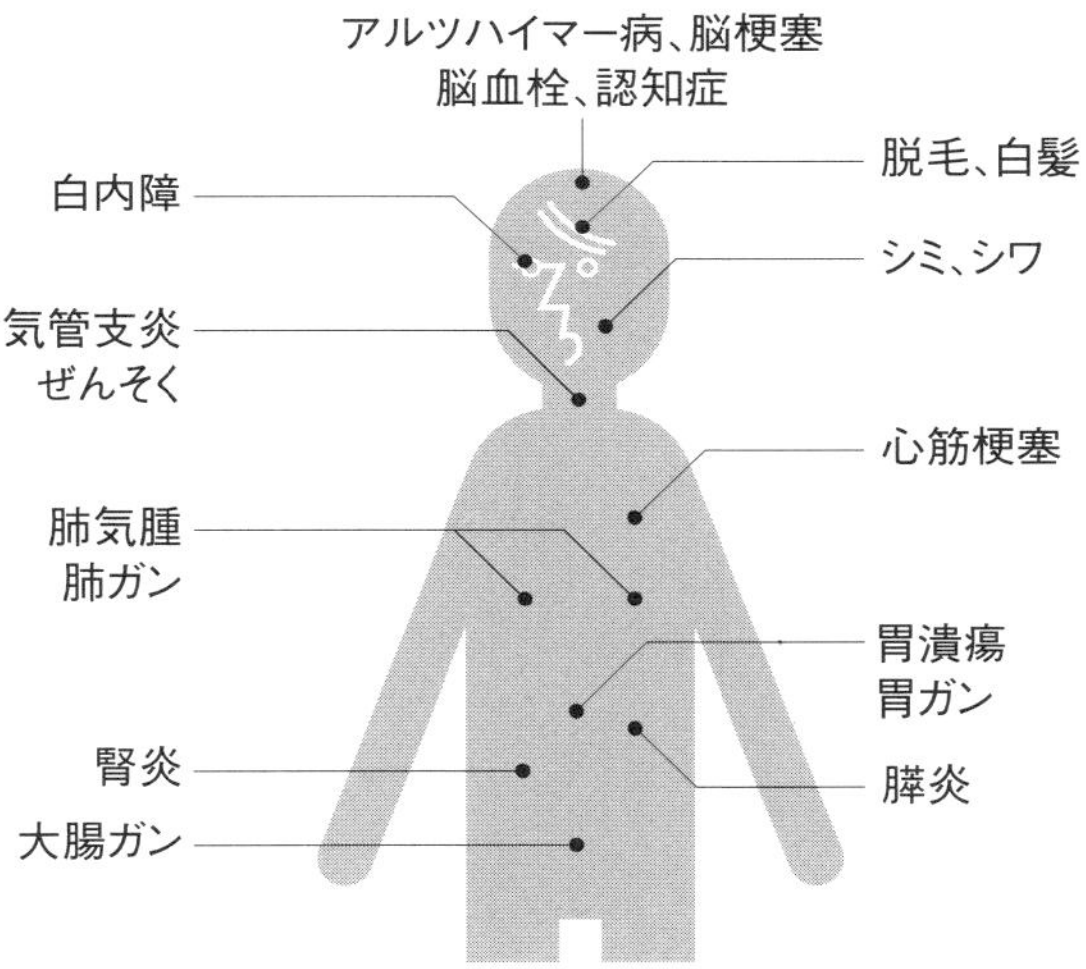

◯野菜の抗酸化指数

野菜	抗酸化指数
① ニンニク	23.2
② ホウレンソウ	17.0
③ 芽キャベツ	15.8
④ ブロッコリー	12.9
⑤ トウモロコシ	7.2
⑥ タマネギ	5.6
⑦ ナス	5.1
⑧ カリフラワー	5.1
⑨ キャベツ	4.8
⑩ ジャガイモ	4.6

※住吉博道『成人病予防食品の開発』p.95,シーエムシー,1998より引用して改変

取《しゅ》できません。ところが、みじん切りにして細部まで熱が伝わりやすくしたうえで、煮込んでスープにすると、細胞壁がこわれ、多くのファイトケミカルがスープに溶け出します。

ちなみに、野菜のファイトケミカルは、生野菜としてとった場合には、野菜の細胞壁がこわれにくいため、五〜二〇％程度しか利用されないのに対し、スープにしてとると、八〇％以上が利用されるといわれています。

また、生野菜ジュースと比べても、野菜スープには一〇〜一〇〇倍の効果があるといわれています。

さらに、野菜そのものをとると、不溶性《ふようせい》（水に溶けない性質）の食物繊維や炭水化物など、消化に時間のかかる成分もいっしょにとることになります。食品から摂取した有効成分は素早く吸収させ、体に浸透《しんとう》させることも体にとって大切なので、やはり野菜を「食べる」よりは、「飲んで」効く野菜スープが、最もおすすめです。

つまり、野菜スープには、普通に食べるのではとてもとりきれない量の野菜のエキスが、熱を加えることで凝縮された状態で含まれており、ファイトケミカルをたっぷり補給できるという大きな利点があるのです。

◯野菜スープが効く理由

不溶性食物繊維は残る

キャベツ　タマネギ　ニンジン　カボチャ

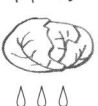

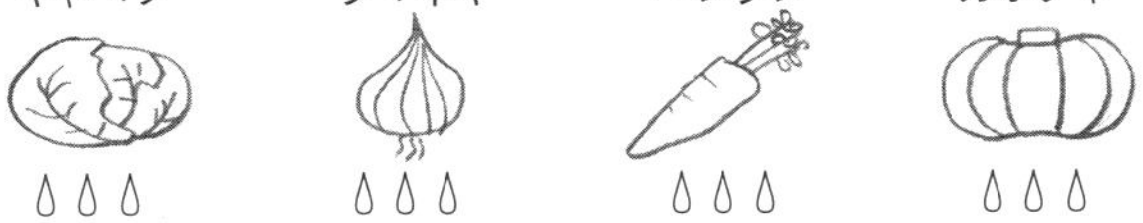

ビタミン・ミネラル・ファイトケミカル・水溶性食物繊維

↓

凝縮・集約 ― 普通では食べきれない量の野菜の有効成分がとれる

↓

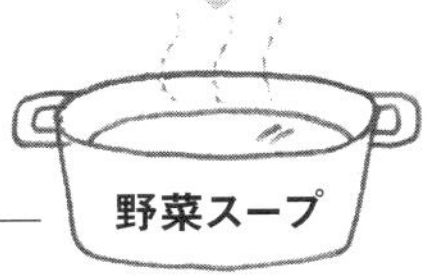

とくにファイトケミカルは、煮ることで効率よく細胞壁から溶け出す

↓

主な効用

ダイエット

- 間食をしなくなる
- 体重がへる
- 甘い物が欲しくなくなる
- 肉を食べすぎなくなる
- とくに内臓脂肪がへる（腹囲）

健康

- 手足が冷えなくなる
- 便通がよくなる
- 痔がよくなる
- 便のにおいが弱まる
- 疲れにくくなる
- 肌のハリ・ツヤが増す

人間の抗酸化力は、二十〜三十歳くらいをピークに、年齢とともに落ちていきます。そのとき、野菜スープのようにファイトケミカルの豊富な食品をとり入れると、抗酸化力は大幅に高まるといわれています。

ほかにも、前述のとおり、ファイトケミカルには抗ガン作用や免疫作用があります。抗ガン作用に関しては、アメリカでガン予防のために一九九〇年にスタートした「デザイナーズフーズ計画」という国家プロジェクトがあります。このプロジェクトでは、抗酸化作用の強い食品をピラミッド状の図で示しており、その中には、野菜スープで使う四種類の野菜のうち、キャベツ、タマネギ、ニンジンの三種類が入っています。

免疫作用については、習慣的に野菜スープをとっているうち、実際に増強されるケースに驚くことが少なくありません。

例をあげましょう。肝臓病では、血液中の白血球《はっけっきゅう》や血小板《けっしょうばん》がへる場合があります。白血球は免疫の仕組みの主役なので、これがへると免疫力が低下し、病気を起こしやすくなります。また、血小板がへると、傷の修復のために血液が固まって止血する機能が衰《おとろ》えます。

◯抗ガン作用の高いデザイナーフーズ

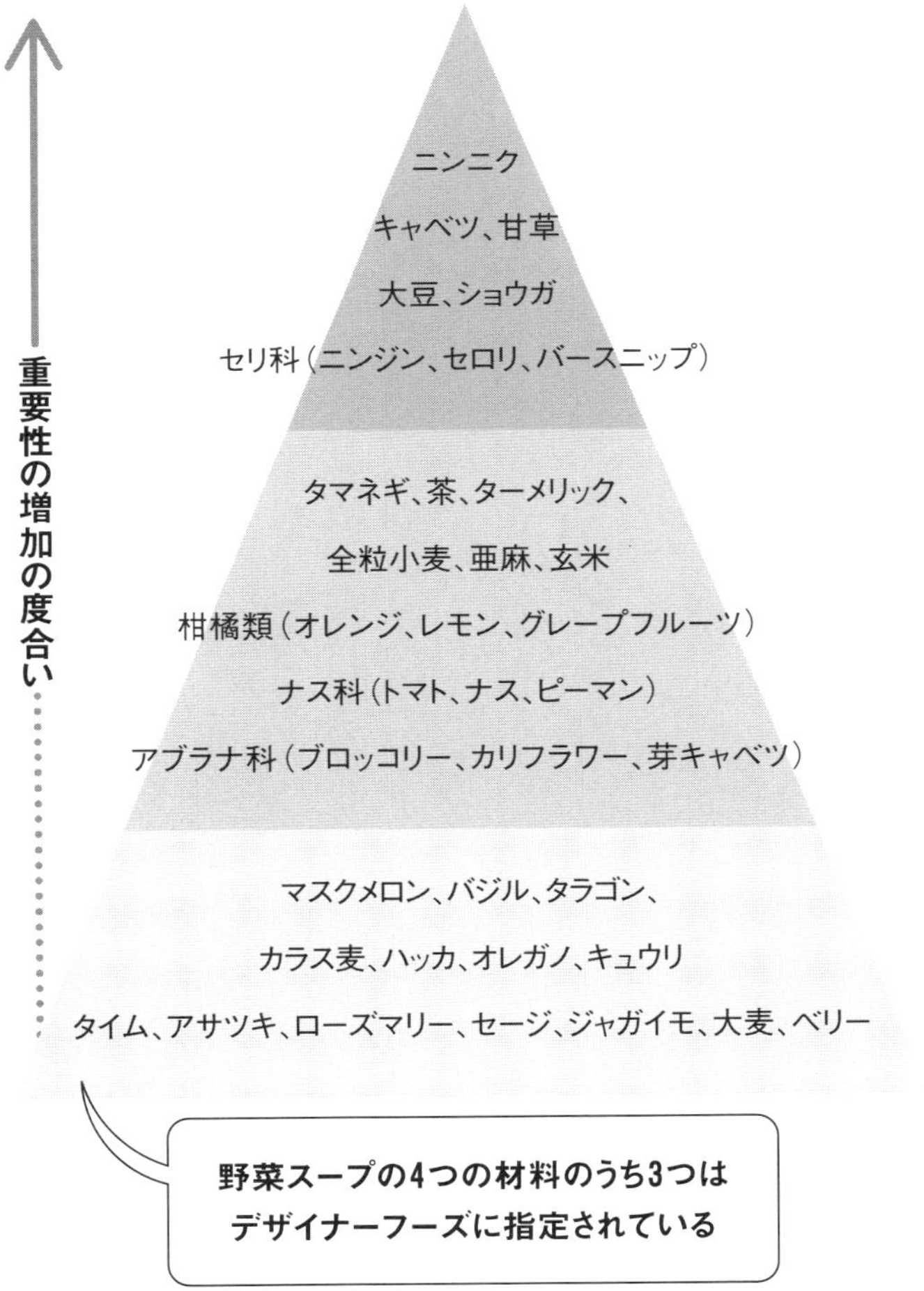
重要性の増加の度合い
ニンニク
キャベツ、甘草
大豆、ショウガ
セリ科（ニンジン、セロリ、パースニップ）
タマネギ、茶、ターメリック、
全粒小麦、亜麻、玄米
柑橘類（オレンジ、レモン、グレープフルーツ）
ナス科（トマト、ナス、ピーマン）
アブラナ科（ブロッコリー、カリフラワー、芽キャベツ）
マスクメロン、バジル、タラゴン、
カラス麦、ハッカ、オレガノ、キュウリ
タイム、アサツキ、ローズマリー、セージ、ジャガイモ、大麦、ベリー
野菜スープの4つの材料のうち3つは
デザイナーフーズに指定されている

こうした肝臓病に伴う変化は、薬ではなかなか改善しにくいものです。ところが、そうした患者さんでも、野菜スープを習慣的に飲んでいると、白血球や血小板が徐々にふえてくるのです。最初にその実例を目にしたときは、信じられない思いでしたが、これも野菜に含まれるファイトケミカルの力と考えれば納得できます。

元気で年を重ねるための健康法として、同時にダイエット法や美容法としても、多くの人が食習慣に野菜スープをとり入れることを願っています。

第4章

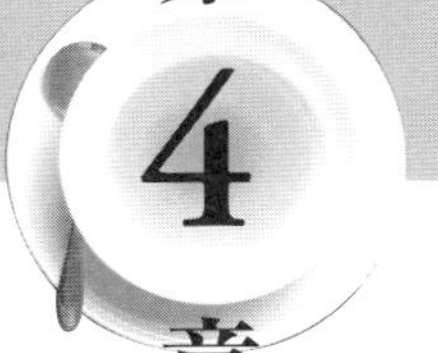

野菜スープでやせた！病気が治った！体験レポート

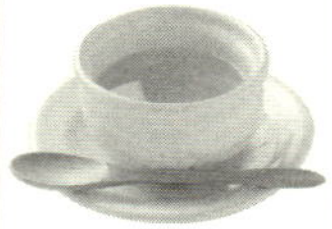

一〇キロやせておなかがへこみ アトピー肌が見違えるほどきれいになった

伊沢翔子《いざわしょうこ》　主婦・34歳

わずか二年で二五キロも太った

私は子供のころからアトピー性皮膚炎に悩まされてきました。頭皮《とうひ》から顔、胸、太もも、ひざなど、全身の皮膚が赤くただれるのです。ときには、ニキビをつぶしたような、かゆみの強い吹き出物も現れました。

症状は一度ひどくなると、数ヵ月は続きます。人前でマスクをはずすことができず、洗顔すら満足にできなかったこともあります。そんなときは、気がすすみませんでしたが、ステロイド薬（副腎皮質《ふくじんひしつ》ホルモン薬）を利用しました。

平成十六年からは、さらに悩みがふえました。急に太りだしたのです。身長一五八センチで五〇キロ台だった体重は、気がつけば八〇キロに達していました。

食事を含め、生活内容が変わったわけではありません。病院で検査も受けましたが、原因はわかりませんでした。

ただ、当時から自律神経失調症《じりつしんけいしっちょうしょう》（意志とは無関係に内臓や血管などの働きを支配している神経のバランスが乱れて起こる体の不調）ぎみで、情緒不安定な状態が続き、とくに生理の前にはイラつくことがよくありました。また、お通じも不規則でした。自分では、自律神経のアンバランスがそうした症状と関係しているのではないかと思っています。

私は肌の改善とやせるのを目標に、動物性食品や砂糖を断ち、油分を控える食生活に変えました。しかし、改善の兆《きざ》しは見えません。

アトピー性皮膚炎と体重の増加という二つの悩みのために、私は毎日が憂うつでした。

しかし、いまは、身も心も晴れ晴れとしています。肌はすっかりきれいになり、体重は一〇キロもへったのです。

その救い主となったのが「野菜スープ」です。平成十八年の三月、通い始めた島村トータル・ケア・クリニックの保健師さんにすすめられたのがきっかけでした。

保健師さんは、「野菜スープには、体質改善と内臓脂肪《ないぞうしぼう》を落とす効果がある」といいました。

実は、野菜スープのことは、以前から知人に聞いて知っていました。六十代のその人は、野菜スープを飲んで一五キロの減量と高血糖《こうけつとう》の改善に成功しています。

二人の話に関心を持った私は、さっそく自分でも野菜スープを作ってみました。

野菜スープは、キャベツ、タマネギ、ニンジン、カボチャを煮込んで作ります（基本的な作り方は五八ページを参照）。

私は一度にまとめて、二～三日分の量のスープを作ることにしました。出来上がったら、材料の野菜を取り除き、スープだけを麦茶用の容器に入れて、冷蔵庫で保存します。

取り除いた野菜は、ドレッシングをかけてサラダにしたり、卵といっしょに炒《いた》めたりして食べます。

野菜スープは、飲む直前に温めます。私は食事の前に、コップ一杯（約二〇〇ミリリットル）を飲むようにしました。味は、特別においしいわけではありませんが、野菜の甘《あま》みがあるため、まずいとは思いませんでした。

体から毒素や脂が抜けたよう

野菜スープを飲んで数日後、私の体に変化が起こりました。突然、たくさんの吹き出物ができたのです。

しかも、これまでは吹き出物ができたことのないひざ頭《がしら》やひじにもできました。

このとき思い出したのは、野菜スープで高血糖を改善したという前述の知人の話です。

知人は、野菜スープを飲むと尿がよく出るといっていました。きっと体内の毒素が、尿とともに排泄《はいせつ》されたのでしょう。私の場合は尿ではなく、皮膚から毒素が抜けているのだと思いました。

それから三週間後には、吹き出物は跡形《あとかた》もなく消えました。以来、現在まで、体のどこにも吹き出物はできていません。

吹き出物が消えたころから、体調がよくなってきました。日に日に肌から赤みとたるみが引き、きれいになっていったのです。野菜スープを飲み始めて半年後からは、楽しんで化粧もしています。以前の肌の状態からは、考えられないほどの変化です。

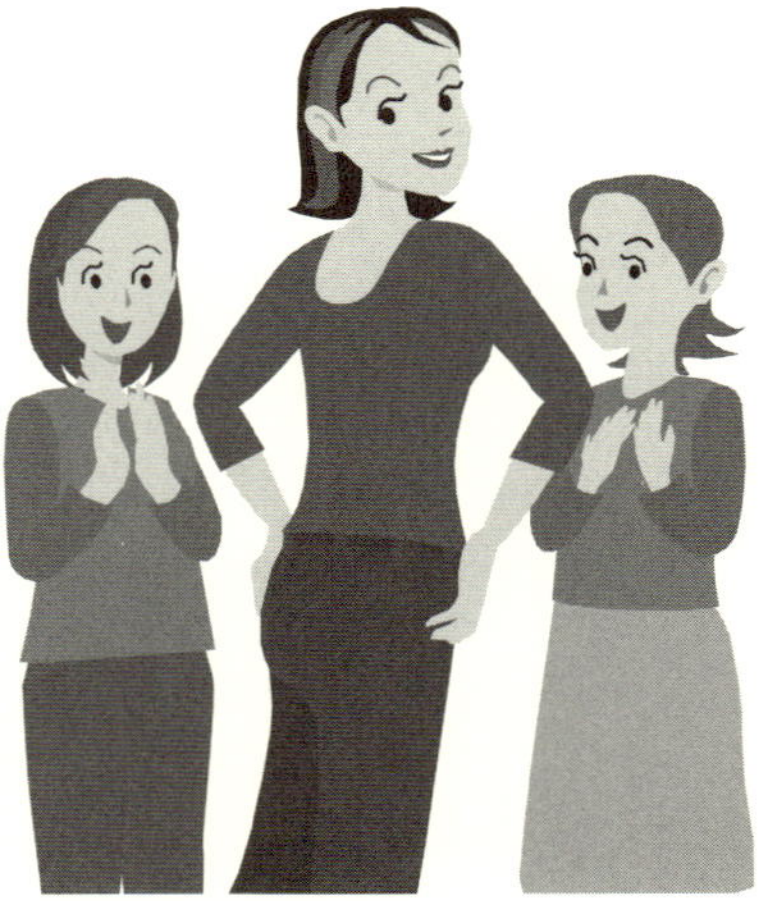

友人みんなに驚かれた

情緒も安定するようになり、生理の前にイラつくこともなくなりました。不規則だったお通じも、一日に一回、必ずあります。

しかし、何よりもうれしかったのは、体重の減少です。野菜スープを飲み始めて三週間で、なんと六キロもやせたのです。体重は、その後もさらに四キロほど落ちました。暑い夏は、野菜スープを飲まずにいましたが、リバウンド（体重の揺り戻し現象）もしていません。

体重は現在七〇キロ。保健師さんがいっていたように、内臓脂肪が落ちたのか、とくにおなかまわりがやせたようです。久しぶりに会う友人も、みな「やせたね」と驚きます。

なお、私は野菜スープを飲み始めると同時に、ごはんを玄米《げんまい》に変えました。やせたのは、その影響もあるかもしれません。

とはいえ、肉や砂糖を断っても変化のなかった体重が、これほど早く落ちたのは、やはり野菜スープの効果が大きいのではないでしょうか。

きっと体の中の毒素や脂《あぶら》を、野菜スープが追い出してくれているのでしょう。

もとの五〇キロ台の体重をめざし、今後も「内臓脂肪を落とす野菜スープ」を飲み続けるつもりです。

【著者のひとことアドバイス】

アトピー性皮膚炎は、体の抗原抗体反応《こうげんこうたいはんのう》（病原体などを排除する仕組み）が、皮膚を「戦場」とするために起こります。その発症には、動物性食品のとりすぎと野菜不足が深く関係しています。

すなわち、酸化ストレスが引き金となり、アトピー性皮膚炎が出ます。しかし、ファイトケミカル（植物に含まれる非栄養素）がたっぷり含まれている野菜スープを飲むと、抗酸化作用《こうさんかさよう》（酸化を防ぐ働き）により、症状が改善されるのです。

また、このスープで栄養バランスがよくなると、甘い物への欲求や間食がへり、肥満も改善しやすくなります。

ポッコリおなかが引き締まり五キロやせて高い血糖値も降下

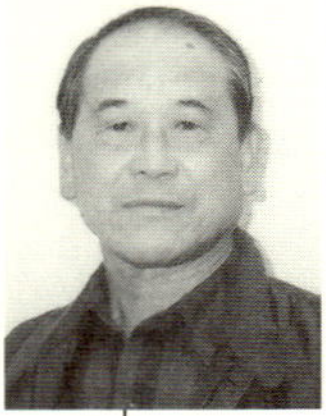

山口吾一郎《やまぐちごいちろう》　自営業・73歳

どのズボンも入らない！

平成七年に水上バスの船長を定年退職をした私は、三五年間住んでいた東京から、故郷の青森県むつ市に戻り、田舎暮らしを始めました。

故郷では、湧き水を利用してニジマスの養殖《ようしょく》を試みたり、木工作品を作ったり、自生するスゲで正月用のしめ縄飾りを作ったりと、地域おこしをめざした生活を楽しんでいます。

自分の好きなことに熱中できる毎日で、体調をくずすこともなく過ごしてきましたが、平成十七年ごろから急に太り出し、おなかがポッコリと出てきました。

そのころは、ちょうどタバコをやめた時期と重なります。自覚はしていませんでしたが、知らず知らずのうちに、甘い物をつまむようになっていたのでしょう。

おなかはグングン出てきて、それまで八五センチだったウエストが九六センチになり、どのズボンもはけなくなってしまいました。

また、身長一六〇センチで二十代半ばから六三キロを維持していた体重も、ついに七〇キロになったのです。

また、血糖値《けっとうち》も一二二mg／dlと高いことがわかり、主治医からも糖尿病の検査をすすめられました（基準値は八〇～一〇九mg／dl）。

検査を受けて糖尿病と診断され、毎日インスリン注射を打つのはめんどうです。その前になんとか改善したいと思っていたとき、ふと手に取ったのが健康雑誌の『安心』でした。

そこには、野菜スープを飲んで血圧や血糖値を下げた人の体験手記が載っていました。これなら、お金もかからないし、自分で作れると思い、さっそく試すことにしました。

私の場合、野菜の余った部分や葉切れ部分で作るので、「余った野菜のスープ」とでもいうような感じです。

ともかく、次のようにして、野菜スープを作りました（基本的な作り方は五八ページを参照)。

❶イモの先やネギの青み部分、ダイコンのしっぽ、ニンジンのつけ根部分など、余った野菜をみじん切りにする

❷鍋《なべ》に①を入れ、具が隠れるぐらいの水を加える。だしをとるため、ニボシやコンブ、カツオブシなどを入れて火にかけ沸騰《ふっとう》させる

❸沸騰後は、弱火でコトコトと二〇~三〇分ほど煮込む

❹③をザルでこして(野菜は捨て)、塩を大さじ一杯ほど入れる

❺④をおわんに盛り、好みでめんつゆを少々たらす

これを、毎朝、みそ汁の代わりに、おわんにたっぷり一杯を飲むようにしました。大量にできたスープは、冷蔵庫に入れれば三~四日は保存ができます。飲むときは、小さな鍋に移して、温め直してから飲みました。

一ヵ月でウエスト六センチ減

私は野菜スープを飲む以外に、以下のことを合わせて行いました。

まず、朝起きたら一時間の散歩に出かけます。そのとき、ただ歩くのではなく、手

◯山口さんの野菜スープの作り方

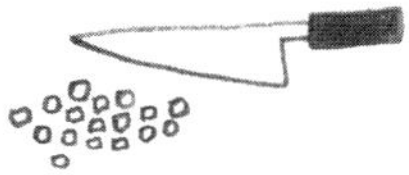

❶ イモの先やネギの青み部分、ダイコンのしっぽ、ニンジンのつけ根部分など、余った野菜をみじん切りにする

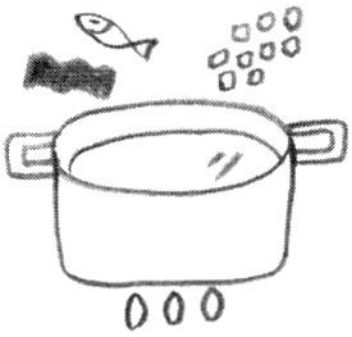

❷ 鍋に①を入れ、具が隠れるくらいの水を加えて、ニボシやコンブ、カツオブシなどを入れて火にかける

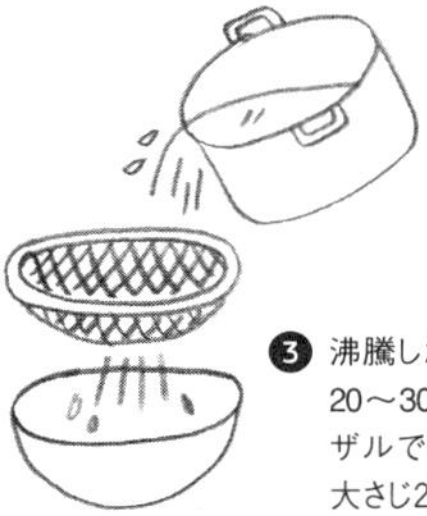

❸ 沸騰したら弱火で20～30分煮込み、ザルでこし、塩を大さじ2杯加える

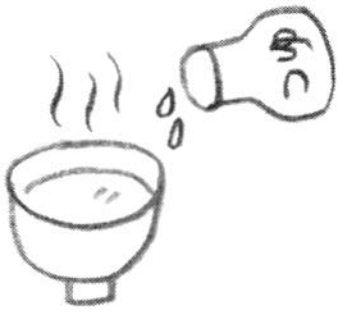

❹ おわんに盛り、好みでめんつゆを少々たらす

をブンブン振りながら歩きます。すると、寒い日でも、背中にうっすらと汗がにじんできます。

　食生活も変えました。毎日、コップ一杯ほど飲んでいた日本酒を断ち、好物のチョコレートも食べなくなりました。たっぷり砂糖を入れて飲んでいたコーヒーも、きっぱりやめました。

　さらに、精神面でも健康をめざしました。「老後の健康はマイペースに平穏でいることが大事」という思いから、どんなことがあってもくよくよせず、ストレスをためないように心がけました。

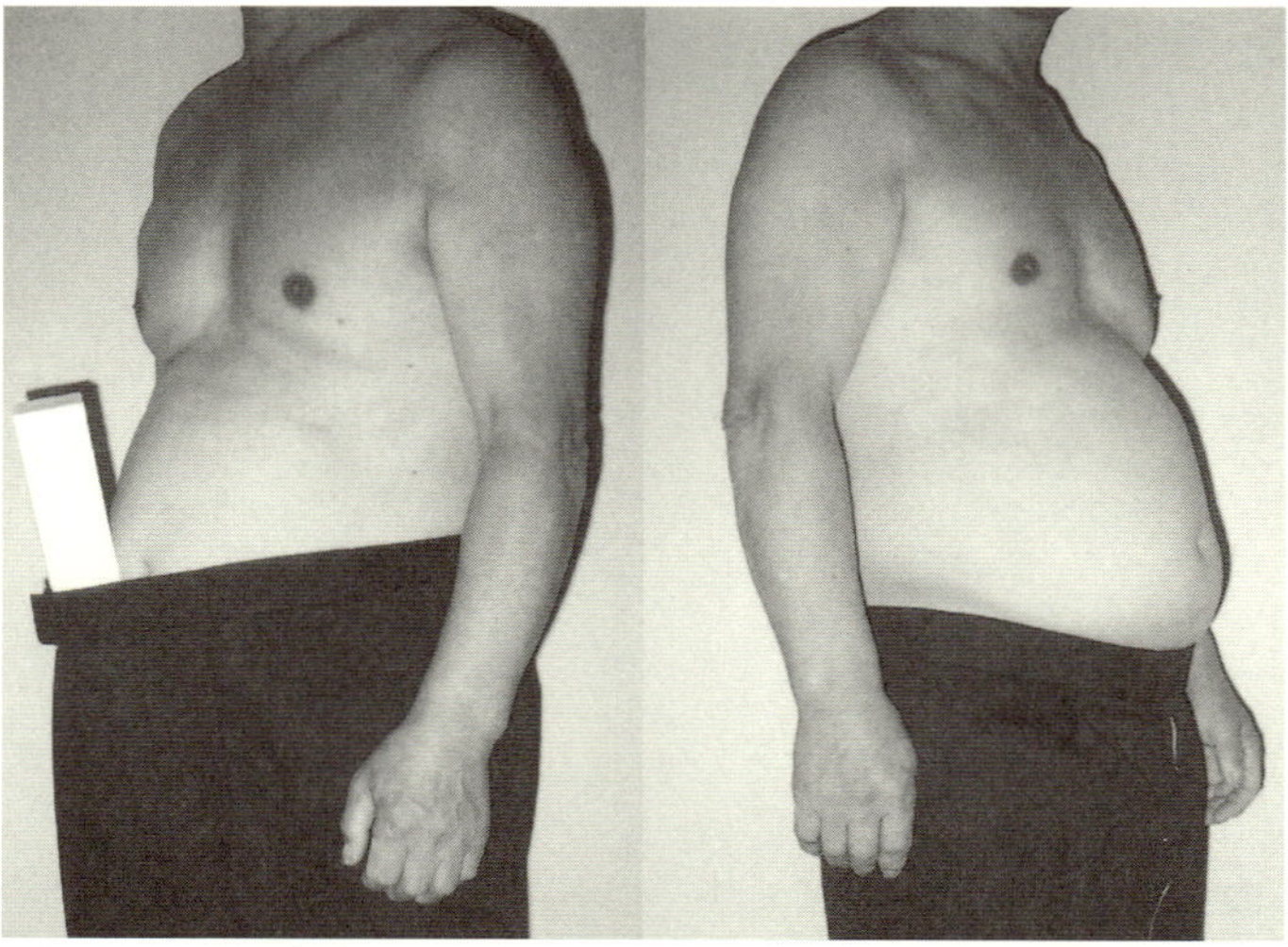
ダイエット前（右）とダイエット後（左）のウエストの変化に注目

こうして、さまざまな試みとともに、野菜スープをまじめに飲み続け、一ヵ月後に再び検査したところ、なんと血糖値が九九mg／dlにまで下がっていたのです。

しかも、体重は五キロもへって六五キロになり、ウエストも六センチ細い九〇センチになっていました。以前はいていたズボンにティッシュペーパーの箱が入るほどの余裕ができました。

わずか一ヵ月でこんなにすごい結果が出るとは驚きです。いまは、三日に一回くらいは野菜スープを飲まない日もありますが、現在でも、体重・血糖値ともによい状態を維持しています。

おかげで、きつくて入らなくなったズボンも再びはけるようになりました。一時は、全部捨てようかと思いましたが、とっておいて本当によかったです。

数年前に妻が他界したため、現在は独り暮らしです。たまにさみしくなりますが、これからも余生を思いっきり謳歌《おうか》するために、野菜スープをずっと飲み続けて、健康を維持したいと思います。

【著者のひとことアドバイス】

野菜スープには、使いやすく効果的で味もいい四種の野菜を用いますが、もちろん、ほかの野菜にも有効成分は豊富です。とくに根菜《こんさい》の先端は、体を温める作用が強いので、山口さんの「余った野菜のスープ」もよいアイデアといえるでしょう。ただし、塩分はもう少しへらしたほうがよいと思われます。

高血糖《こうけつとう》の人は、とくにビタミンB_1を積極的にとることが大切ですが、ネギやタマネギに含まれる硫化《りゅうか》アリルは、ビタミンB_1の吸収・利用をよくします。お酒や甘い物をやめ、体重がへらせたのは、野菜スープで栄養のバランスがとれた結果でしょう。

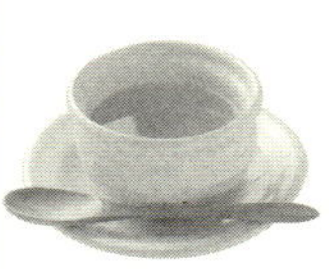

四キロやせたばかりか頭痛を伴うひどい花粉症まで治った

渡辺《わたなべ》和子《かずこ》　主婦・52歳

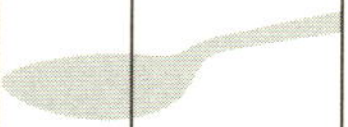

典型的なドロドロ血液

平成十八年三月のことです。私は例年以上に、ひどい花粉症《かふんしょう》に悩まされていました。鼻水や目のかゆみ、そしてとくにつらかったのは頭痛です。首の後ろから後頭部にかけて、重い痛みが続きました。

そこで、病院ぎらいの私が、久しぶりに病院へ行くことになりました。その病院が島村トータル・ケア・クリニックでした。

クリニックでは、血液検査の結果、コレステロール値の高いことがわかりました。総コレステロール値は二二〇mg／dl（基準値は一三〇〜二一九mg／dl）、悪玉のＬＤＬコレステロールにいたっては一六一mg／dlもあったのです（基準値は七〇〜一三九mg／dl）。

このときは、テレビの健康番組などでよく見る、血液のサラサラ度をチェックする機械での検査も受けています。

私の血液は、赤血球《せっけっきゅう》が変形し、互いにくっついていました。典型的なドロドロ血液です。血液がこれでは体調も悪化して当然だと、妙に納得しました。

そんな私に、同クリニックの保健師である松下由美《まつしたゆみ》先生が、花粉症の改善と体内の脂《あぶら》落としによいからと、野菜スープをすすめてくれました。

以前からときどき穀物菜食《こくもつさいしょく》を実践していた私は、野菜スープのことを聞いてはいました。そこで、この機会に試そうと思ったのです。

野菜スープは、キャベツ、タマネギ、ニンジン、カボチャの四種類の野菜で作ります（基本的な作り方は五八ページを参照）。

出来上がったあと、スープからこし取った野菜は、だしがらのようなものなので、捨ててもよいし、料理に使ったり、そのまま食べたりしてもよいそうです。

野菜スープは、薄黄色で、ほんのり甘い味がします。塩や砂糖などの調味料はいっさい加えません。

この野菜スープを、私は一日にカップ二杯（約四〇〇ミリリットル）飲みました。

飲む時間はとくに決めず、空腹時に飲みます。

私は二日分をまとめて作り、冷蔵庫で保存しました。飲むときは、一回分ずつ、鍋《なべ》で温め直します。

野菜スープを飲み始めるのと同時に、私は食事を穀物菜食に切り替えました。乳製品や白砂糖もやめました。甘い物が欲しいときは、やや濃いめに作った野菜スープで代用しました。

飲めば血液サラサラ、飲まないとドロドロ

こうして野菜スープを飲み始めてから一〇日後、驚いたことに、花粉症の症状がおさまりました。あれほどひどかった頭痛が消え、鼻水も引いたのです。

変化はそれだけではありません。一ヵ月後には、身長一六三センチで六五キロあった体重が六一キロまで落ちました。

自分では、とくに太ももと胴まわりが引き締まったように感じられます。サイズは測っていないのでわかりませんが、以前はピチピチだったスカートがゆるくなったのは確かです。体が軽くなり、動きも軽快になりました。

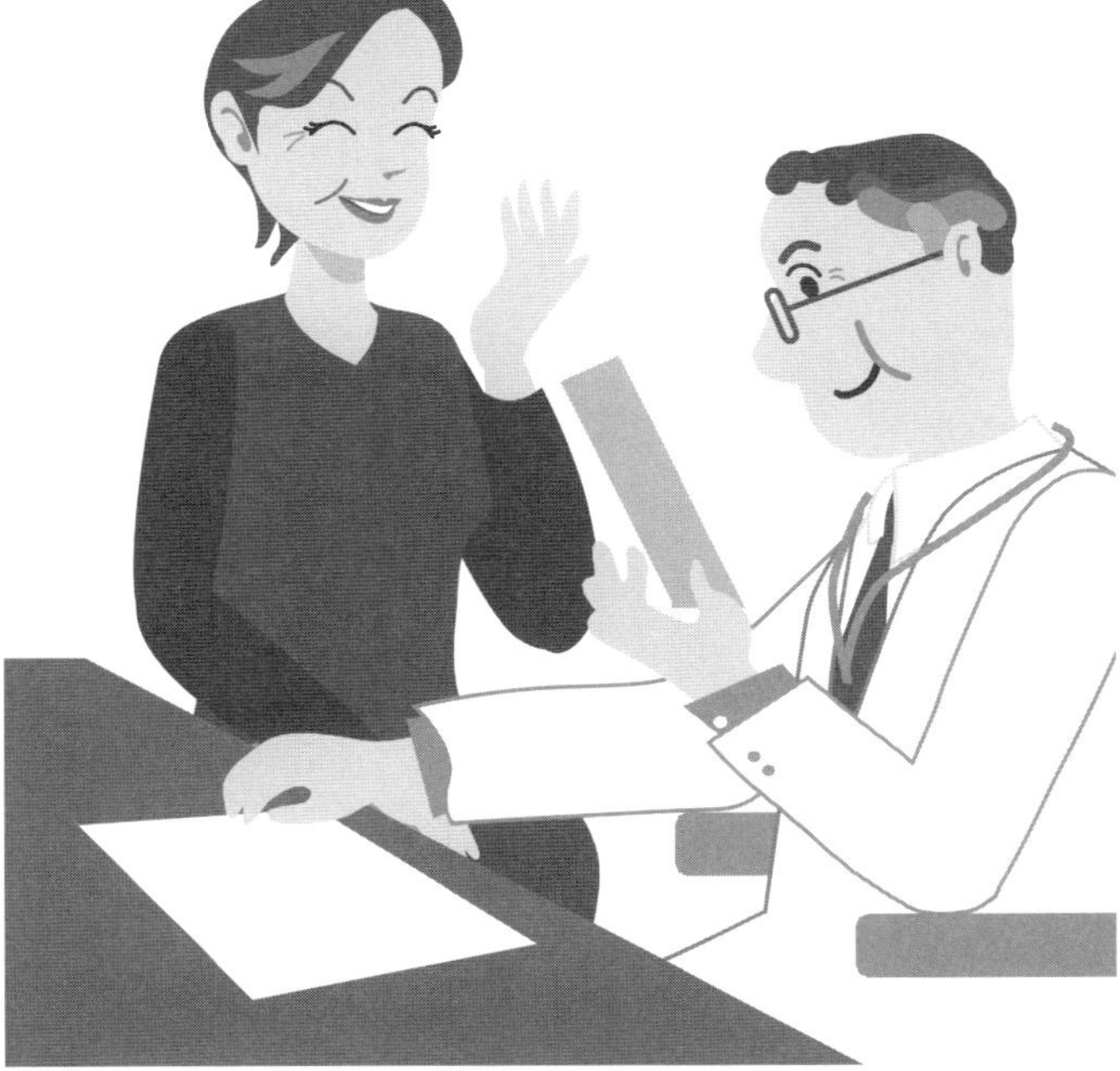

血液検査の結果に感激した

また、血液の状態にも変化がありました。野菜スープを飲み始めて四ヵ月めに、私は再度血液検査を受けました。

このとき、総コレステロール値は一八三mg／dl、LDLコレステロール値は一二一mg／dlにまで下がっていたのです。

三月の時点では変形し、だんご状にくっついていた赤血球も、正常な状態でサラサラと流れていました。

ところが、それで安心してしまったのと、子供の夏休みに入り、旅行や外食が続いたこともあって、しばらくは野菜スープをほとんど飲みませんでした。

すると、不調というほどではありませんが、なんとなく体がスッキリしない状態が続くようになりました。

八月の下旬に受けた血液検査では、総コレステロール値が二一〇mg／dlまで上がっていました。ＬＤＬコレステロール値に関しては、測っていないのでわかりません。赤血球も、三月の検査のときほどではありませんが、少々くっつき合っていました。

この経験から、健康は日々の正しい食事でつくられるということを、私は改めて確信しました。

そこで、平成十八年の九月からは、再び野菜スープを飲んでいます。体重は六一キロに落ちてから多少上下がありましたが、現在は六〇キロで落ち着いています。

野菜スープは、ときどき夫と息子にも飲ませています。二人とも「中途半端な味だ」といいながらも、残さずにちゃんと飲んでくれます。

自分だけでなく家族の健康づくりにも、野菜スープは大いに活躍してくれることでしょう。

【著者のひとことアドバイス】

花粉症でクシャミや鼻水が出るのは、アレルゲン（アレルギーの原因物質）である花粉を洗い流そうとする体の反応です。花粉を病原体のような「異物」と認識するために起こる現象で、背景には体の〝過剰反応〟があります。

このような過剰反応は、動物性たんぱくのとりすぎや野菜不足が続くと起こしやすくなります。

その点、野菜スープを飲んでいると、自然と栄養のバランスがとれ、必要以上の動物性たんぱくは欲しくなくなります。その結果、花粉症も改善されるというわけです。また、脂肪《しぼう》のとりすぎもなくなり、血中の脂質《ししつ》がへるので、血液もサラサラになってきます。花粉症の人は、シーズン前から野菜スープを飲んでおくとよいでしょう。

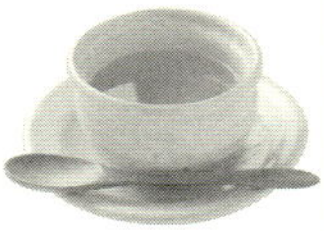

薬でも治らないぜんそくが止まり 胃炎も過敏性大腸炎も治って体重は四キロ減

稲田《いなだ》孝枝《たかえ》　看護師・35歳

胃がキリキリ痛みセキも止まらない

平成十二年当時、私の体は悲鳴をあげていました。

慢性的に胃がキリキリと痛み、一日最低三回は襲ってくる下痢《げり》。そのうえ、以前患《わずら》っていたぜんそくの発作《ほっさ》までぶり返したのです。もう限界だと思いました。

おそらく原因はストレスです。当時、専業主婦だった私は、主人と幼い長男とともに新居に引っ越したばかり。それまで実家に暮らし、甘えていた私には、慣れない土地での生活、社会から取り残された孤独感、子育ての不安……そのすべてが心身を圧迫していたのだと思います。

ぜんそくによる呼吸困難は、一晩じゅう続く日もありました。睡眠不足で疲れがたまっていくうえに、胃炎《いえん》が重なり、長男の遊び相手もじゅうぶんにできません。発作を恐れるあまり、しだいに日常生活を送ることさえ困難になりました。

病院で検査を受けると、慢性胃炎、過敏性大腸炎《かびんせいだいちょうえん》、ぜんそくと診断されました。そして、大量の内服薬と吸入による、二週間に一回の通院が始まりました。

しかし、すべての症状は一時的にはよくなりますが、すぐに再発します。高いお金を出して薬を飲み続けるのがムダに感じられ、根本的な治療はないものかと医師に相談しましたが、「慢性だから、予防策として薬を飲むしかない」といわれるだけ……。

一人でくよくよ思い悩んでいても、病気はよくならない。それなら思いきって環境を変え、働いてみようと思った私は、近所にある島村トータル・ケア・クリニックで働くことにしました。

クリニックでは、穀物菜食《こくもつさいしょく》で血液をきれいにして体質を改善するよう推奨していました。実際に多くの患者さんが、高血圧や糖尿病を改善していく様子を目の当《ま》たりにするうちに、「私も治るかも」と希望が持てるようになりました。

そこで私も、患者さんたちが実践している野菜スープを飲むことにしました（基本的な作り方は五八ページを参照）。

私は野菜スープに、好みでポン酢や市販の顆粒《かりゅう》だしを加えて、一日におわん一杯

（約二〇〇ミリリットル）を朝食時に飲み始めました。

食事量は変えずに一ヵ月で四キロやせた

野菜スープを飲み始めて一週間ほどたったころ、いつもゴロゴロしていた腸の不快感が消えているのに気がつきました。

それだけでもかなり快適だったのですが、しばらくして、なんとバナナ状のお通じがついたのです。

過敏性大腸炎の人ならわかると思いますが、固体が出ること自体、奇跡のようなものです。しかも一日二〜三回、どっしりとした便が出たのには、感激しました。

同時に、胃の痛みもウソのように消えました。

そして何よりうれしかったのは、ぜんそくの発作がまったく起こらなくなったことです。三ヵ月後には、ぜんそくの引き金となるカゼさえひかなくなりました。

体調がよくなるのが、あまりにもトントン拍子だったため、私は不安になったほどです。何度か胸の検査を受けましたが、結果は健康そのものでした。

ぜんそくが治ってから、私は野菜スープのことをしばらく忘れていました。

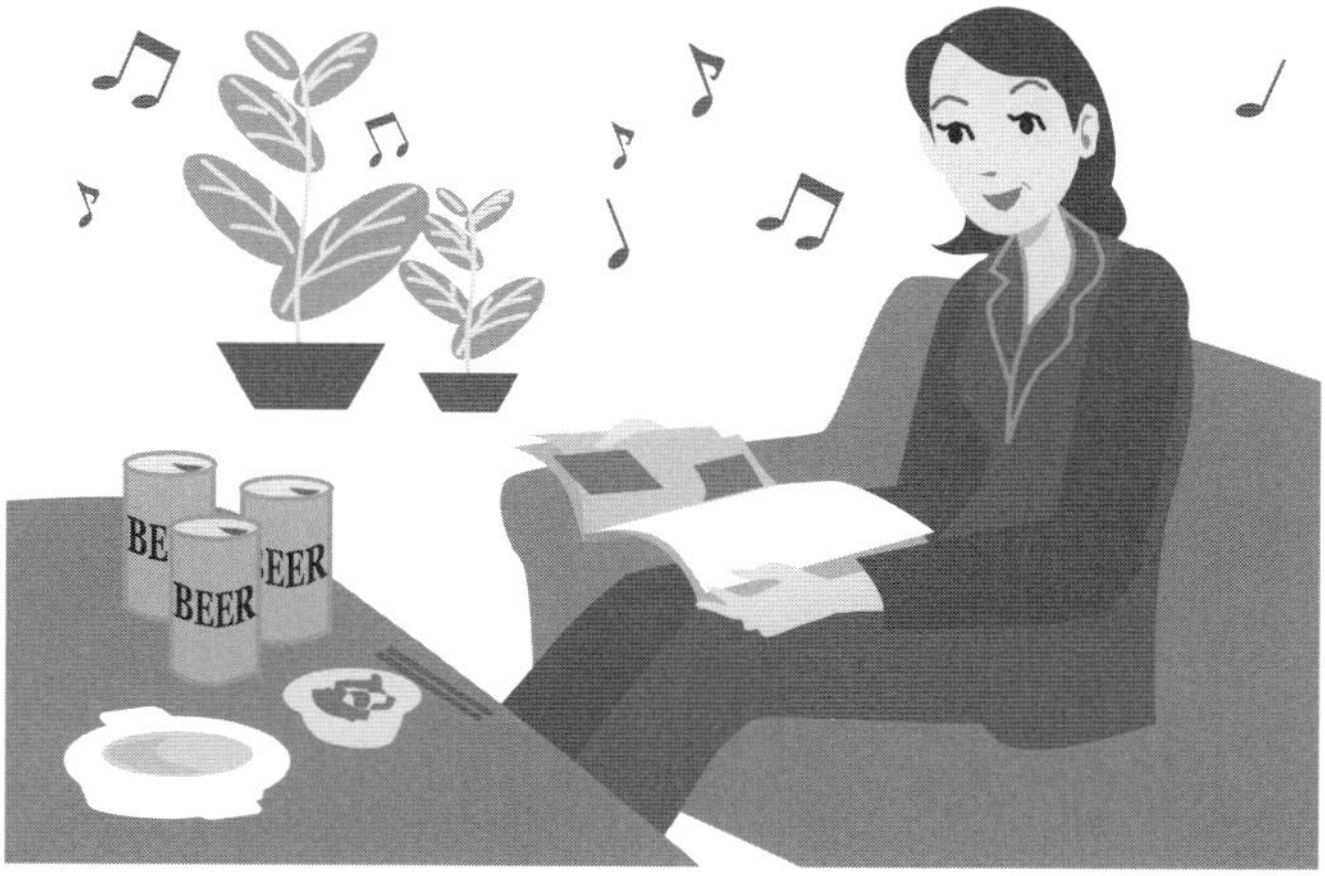

お酒の締めに野菜スープを飲んだ

ところが平成十七年の半ばに、またもや胃炎と大腸炎の症状が現れ始めました。そのころ私は、毎晩ビールの三五〇ミリリットル缶を二～三本飲み、急激に五キロも太っていました。

そこで再び野菜スープを思い出し、朝食のときと、夜はお酒の締めとして、おわん一杯ずつを飲むことにしました。

すると一週間後には、胃腸の具合も快適になり、なんと一ヵ月後には、食事制限なしに四キロもやせることができたのです。

お酒の量もへらすことなくやせられたので、ビックリです。しかも、野菜スープを飲んでいると、まったく二日酔いにもなりません。

野菜スープを一度やめたことで、その効果を再確認した私は、これからはきちんと飲み続けるつもりです。

【著者のひとことアドバイス】

稲田さんのように、精神面にかかわる症状があるときは、野菜スープがおすすめです。精神安定に必要なカルシウムが補給されるとともに、カルシウムを消費させる砂糖のとりすぎが防げるからです。タマネギの精神安定作用も役立ちます。

また、野菜スープには、腸壁《ちょうへき》を保護しながら便通を整える水溶性《すいようせい》（水に溶《と》ける性質）の食物繊維《しょくもつせんい》や、ぜんそくに関係する活性酸素《かっせいさんそ》（ふえすぎると体に悪影響を及ぼす非常に不安定な酸素）を取り除く「ファイトケミカル」が豊富です。キャベツには、胃潰瘍《いかいよう》の回復を促《うなが》すビタミンUも含まれています。

なお、野菜スープに味をつける場合は、化学調味料が入っていない自然塩《しぜんえん》やみそを、ごく少量入れるのが望ましいでしょう。

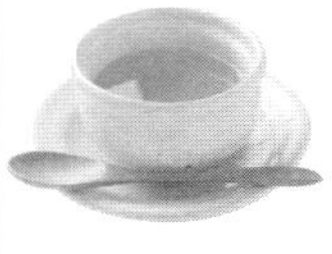

アトピーも全身の倦怠感もめまいも一掃でき気づいたら五キロの減量に成功

山崎由美《やまざきゆみ》　フリーライター・35歳

血がべっとりと着いたシーツ

私が過労で倒れたのは、平成十四年の九月、母親の葬儀《そうぎ》を終えたあとでした。母は白血病《はっけつびょう》で一年近く闘病しており、その間、私も介護のため病室に泊まり込み、眠れない日々を過ごしていました。

おそらく疲労がたまっていたのでしょう。外出先で意識を失った私は、救急車で病院に運ばれました。一週間後には起き上がれるようになりましたが、一ヵ月たっても、三ヵ月たっても、貧血のようなだるさは消えません。

背中には常に、鉄板を背負ったような重苦しさがあり、とても疲れやすく、一日二〇時間くらい寝ないと、めまいがおさまらないように思えました。

そして、何よりもつらかったのが、介護中に出始めた、うなじから背中一面に出るアトピー性皮膚炎です。

とくに夜は、かゆくて寒けがするほどでした。寝ている間にかきむしっていたため、翌朝、血がべっとりついたシーツを見ては、ゾッとしたものです。

しばらく様子を見ていましたが、治る気配はありません。皮膚科でステロイド薬（副腎皮質《ふくじんひしつ》ホルモン薬）のぬり薬をもらいましたが、やはり一時的な効果しか期待できませんでした。

全身の倦怠感《けんたいかん》については、その原因となる病気が見つからなかったため、「うつ病では？」と、心療内科《しんりょうないか》をすすめられる始末でした。しかし、一連の体の不調が、うつ病の内服治療で完治するとは思えず、心療内科にかかることはしませんでした。

ブラジャーのヒモが背中にくい込まなくなった

こうして、うつうつとした毎日を送っていたある日、母の遺品を整理していたところ、私が書いた「闘病日記」が出てきました。その中には、ガン患者のための食事療法が記してありました。母の介護をしていた当時、私は口コミや文献、インターネットなど、さまざまなニュースソースから、ガンの食事療法に関する情報を集めていたのです。

日記に書かれていたのは、動物性、酸性食品を排除した野菜中心の食事療法でした。菜食《さいしょく》が体によいことは、以前、指圧の先生からすすめられたこともあって、知識としては頭の中にありました。しかし、あまりの体のだるさから、そのこともすっかり忘れ、ウナギやニンニクの利《き》いたギョウザなど、いかにも精のつきそうなものばかりを食べていました。

ところが、そうした精のつきそうなものを食べた翌日には、いつも胃がもたれるのです。ということは、内臓が弱り、栄養の消化吸収ができていなかったのかもしれません。

反省した私は、改めておなかにやさしい野菜中心の食事に変えることにしました。そこで注目したのが、食事療法の一つとして日記に書いてあった野菜スープでした。

野菜スープは鍋《なべ》一つで作れるうえに、たっぷり煮込むので、胃腸を休ませるにはピッタリです。飽きないように、みそやカレー粉を加え、朝晩、スープ皿に一杯（約二〇〇ミリリットル）ずつ、野菜中心の食事といっしょにいただきました（基本的な作り方は五八ページを参照）。

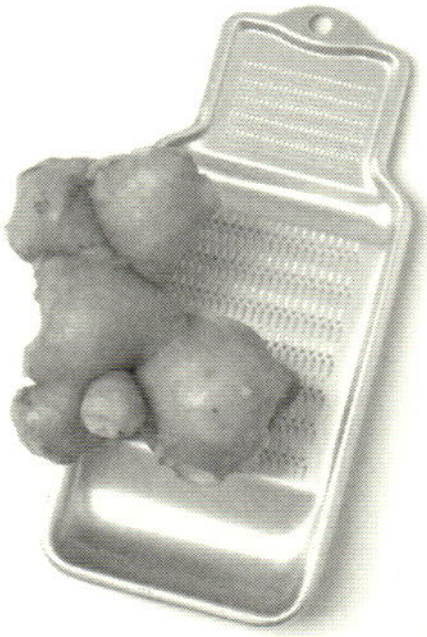

ショウガ汁を入れた

とくに私の場合は、体の冷えも気になっていたので、温めた野菜スープにショウガ汁を加えました。

ショウガ汁入りの野菜スープを飲むと、体が温まり、背中にうっすらと汗がにじんできました。背中の老廃物《ろうはいぶつ》（体内で不要になり体外に排《はい》出《しゅつ》されるべき物質）が流れ出ているような手ごたえを感じて、私はうれしくなりました。

そして一ヵ月後。徐々に肌のかゆみがやわらいできたのです。三ヵ月後には、ほぼかゆみがなくなり、約半年でアトピーがあったことすら忘れていました。

全身のだるさも自然に取れ、同時にめまいもおさまりました。野菜スープを飲み始めて一年後には、仕事も再開し、以前の生活ができるまで回復したのです。

すっかり健康になった私は、現在も野菜スープを週一回、三日分作るというペースで飲み続けています。

おかげで、うれしい誤算もありました。身長一五五センチで五一キロだった体重が、

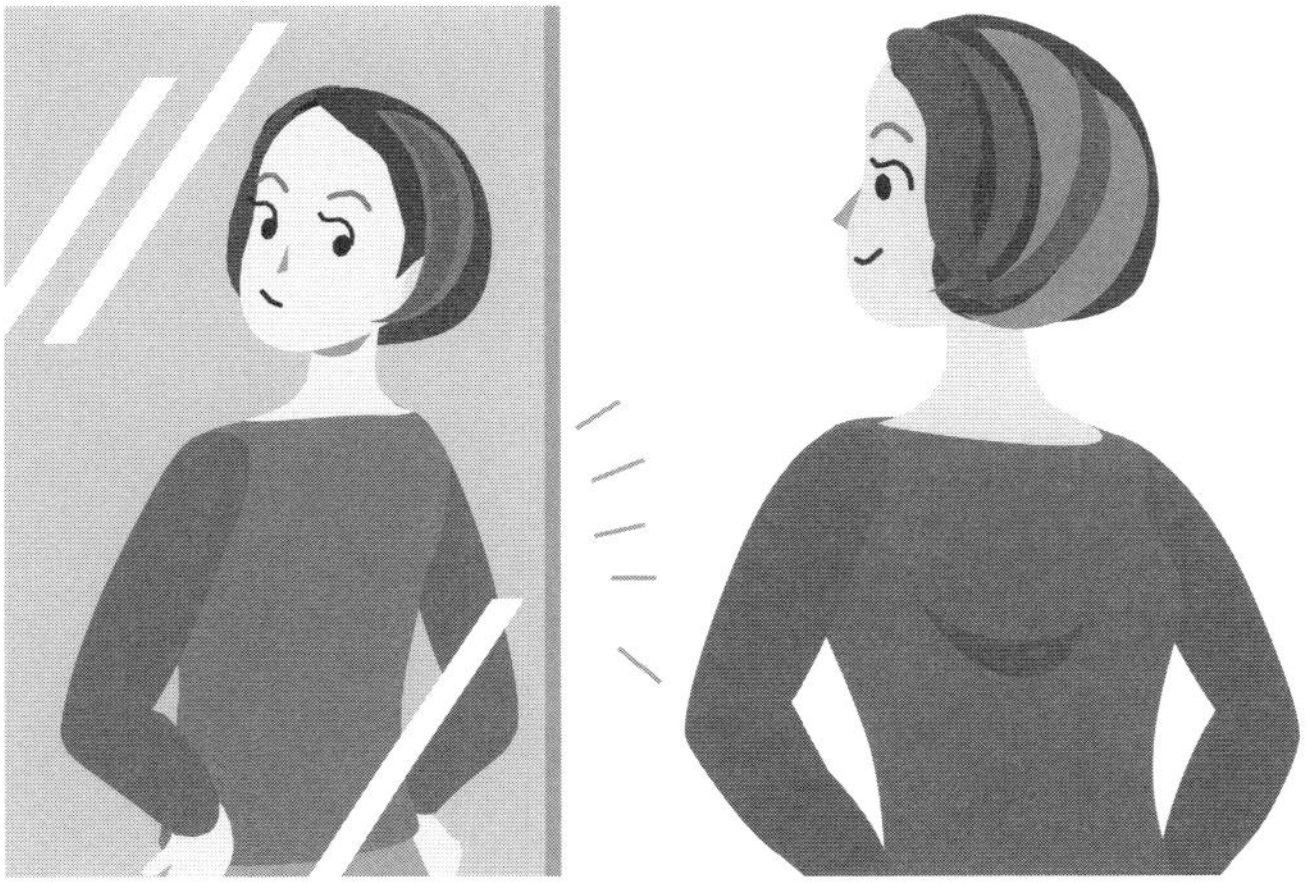

アトピーや倦怠感といっしょに背中の脂肪まで落ちたよう

いつの間にか五キロも落ち、四六キロになっていたのです。

野菜スープは、体の不調をなんとかしたいと考えて飲み始めたので、ダイエットに対する期待はまったく頭にありませんでした。しかし、減食も運動もせずにやせられるというのは、女性にとって、このうえない喜びです。

とくに、ブラジャーのヒモが背中に深くくい込むことがなくなったのは大きな発見でした。アトピーや倦怠感とともに、背中の脂肪《しぼう》まで落ちたようです。

さらに、先日は、背中のアトピー跡《あと》の黒ずみまで、すっかり消えていることを、友人に指摘されました。以前は見たくなかった背中ですが、最近はうれしくて、合わせ鏡でチェックをしているほどです。

【著者のひとことアドバイス】

山崎さんの疲労倦怠感は、もちろん、心労・過労ゆえだったでしょうが、食事のバランスの悪さも重なっていた可能性があります。野菜スープによって、そのバランスが整った結果、代謝《たいしゃ》（体内での物質の変化や入れ替わり）もよくなり、元気が出てきたのでしょう。

アトピー性皮膚炎には、活性酸素《かっせいさんそ》（ふえすぎると体に悪影響を及ぼす非常に不安定な酸素）が関係するといわれています。野菜スープには、活性酸素を取り除く作用のある「ファイトケミカル」が豊富です。このファイトケミカルの働きにより、山崎さんのアトピーも改善されたのでしょう。

なお、ショウガは体を温めるので、冷えを改善したいときに野菜スープに加えるのはよい方法です。

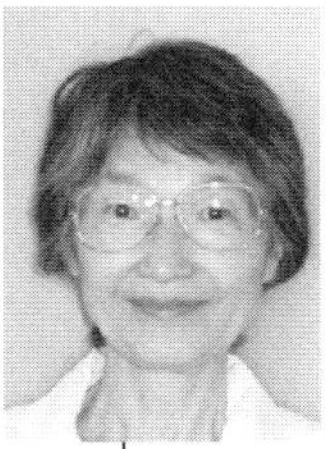

胃の粘膜が真っ赤になるほどの胃炎が完治し偏頭痛が消えて体力も気力も充実

河井《かわい》順子《じゅんこ》　主婦・66歳

歩くと痛みが胃に響く

平成十八年の一月中旬のことです。胃がシクシクと痛み、違和感を覚えました。しかし、ふだんから私は、それだけが取り柄というほど健康には自信があります。ですから、自然に治るだろうと思い、病院には行きませんでした。

ところが、痛みは日に日にひどくなり、食事もじゅうぶんにとれません。しだいに、歩くと痛みが胃に響いて、動くのさえつらくなりました。

これはただごとではないと思い、一月末に島村トータル・ケア・クリニックに行きました。

胃カメラを飲んで、写真に写った自分の胃を見せられたときは本当にショックでした。各所に血管が浮き出ていて、胃の粘膜《ねんまく》全体が真っ赤にただれているではありませんか。

びらん性胃炎、食道裂孔《れっこう》ヘルニアなど、むずかしい病名もついてしまい、ここまで放置していたことをとても後悔しました。

当時の私は、地元のボランティア活動に加えて母親の介護などで忙しく、ストレスの多い日々を送っていました。そのため、胃炎になったのかもしれません。

クリニックでは、「治るには三ヵ月かかります」といわれ、数種類の薬を処方されました。

ところで、私は以前から、知人の影響でマクロビオティック（穀物菜食《こくもつさいしょく》による食事法）に興味があり、何冊か本を読んでいました。なかでも野菜スープは、いつか自分も試したいと思っていました。

胃に負担をかけずに栄養がとれるという野菜スープは、いまの自分にピッタリのような気がしました。胃は痛むけれど、ボランティアや介護のために体を動かさざるを得ません。そこで私は、薬を服用し続けながら、野菜スープを飲んでみることにしました。

若いころからの偏頭痛も治った

同クリニックでは、保健師の松下由美《まつしたゆみ》先生が、多くの患者さんに野菜スープをすすめていました。

多くの人は、体重をへらしたり、血糖値《けっとうち》を下げたりするために飲んでいるようです。しかし、私の場合は、体力を維持するための食事代わりとして飲むことにしました。しかも、どちらかというと、太りたいくらいだったので、自分なりに次のようにアレンジをしました。

基本的な野菜スープの作り方（五八ページを参照）に、洋風だしを加え、水溶《と》きクズでとろみをつけました。こうすると味にコクが出て、体も温まり、とてもおいしくなります。

このころの私は、いつも胃が重く、普通の食事はとれませんでした。しかし、体を動かすためには、何かを食べなければならないので、一日三食、野菜スープと玄米《げんまい》がゆを食べることにしました。というよりも、これしか体が受け付けなかったのです。

スープもおかゆも、やさしい味なので、少々胃が痛むときでも苦もなく続けられました。

すると、わずか三週間で胃の痛みがなくなったのです。こんなに短期間で改善したのにも驚きましたが、スープに秘められた野菜のパワーにも驚きました。というのも、野菜スープと玄米がゆという、低エネルギーの食事なのに、肉や魚を食べていた以前よりも、ずっと体力がついて気力も充実するようになったのです。

それだけではありません。私は若いころから偏頭痛《へんずつう》と便秘に悩まされていたのですが、それがすっかり解消したのです。

とくに、頭痛があると運動はしたくないし、本も読めないしで、何もやる気が起こらず、とにかく一日じゅう憂うつになります。それがまったくなくなったのですから、こんなにうれしいことはありません。

野菜スープを飲んで短期間でやせた人の話をよく聞きますが、きっと単にやせるのではなく、健康になった結果としてやせるのでしょう。私の場合は、まったくやせずに体力がついたのだと思います。

現在は身長一六一センチに対し、体重は四六キロ。私にとってのベスト体重を保っています。

○河井さんの野菜スープの作り方

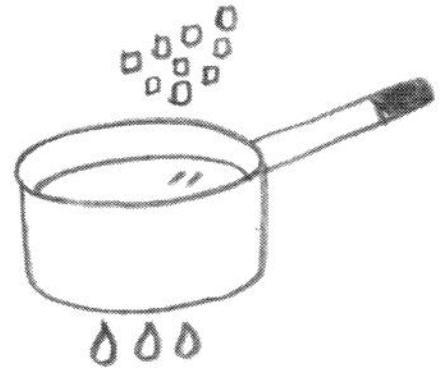

❶ 基本の作り方で作った野菜スープ200ミリリットルを材料の野菜とともに鍋に入れ、温める

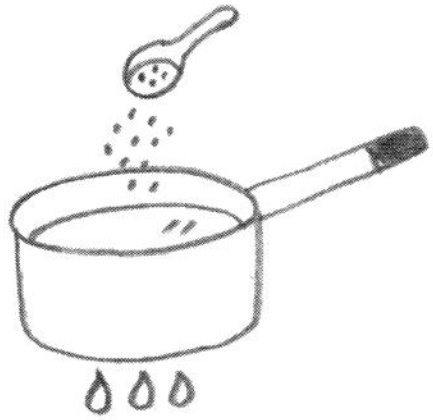

❷ ①に洋風だしを小さじ1/2入れる

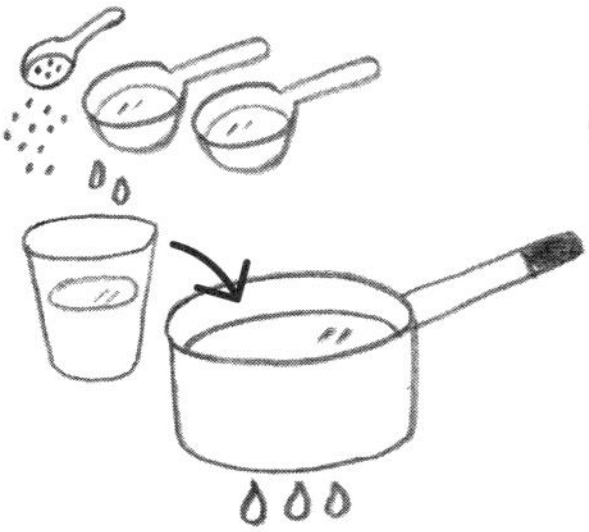

❸ クズ粉小さじ1/2を、大さじ2の水で溶いて②に入れ、ほんのりととろみをつける

一時は食事もろくにできなくなり、どうなることかと思いましたが、最近はすっかり元気になり、年齢よりも若く見られます。

先日、娘がひどいカゼをひいて嫁《とつ》ぎ先から戻ってきました。私が野菜スープを作ってあげたところ、娘はすっかり元気になって帰って行きました。

いまでは、「体調をこわしたら、まずは野菜スープ」が、わが家の定番になっています。

【著者のひとことアドバイス】

野菜スープを飲むと、現代人に不足がちな栄養素が補《おぎな》われ、体調が整ってきます。ストレスに強くなり、夜はよく眠れるようになって、回復力も増します。その結果、河井さんの胃炎も改善したのでしょう。

クズには胃壁《いへき》の粘膜を保護する作用があり、体力をつけるのにも役立ちます。野菜スープにクズを加えるのは、河井さんのケースにはピッタリです。

習慣性の頭痛は、脳の血管の収縮《しゅうしゅく》や筋肉のけいれんなどから起こりますが、多くの場合、ビタミンやミネラルの不足が影響しています。

河井さんの偏頭痛も、野菜スープによってビタミン類が補給されたことで改善したのではないかと考えられます。

第5章

野菜スープの ここが知りたい！ Q&A

本章では、これまでに患者さんなどから寄せられた野菜スープに関する質問に、Q&A方式で答えたいと思います。

Q1　塩やコンソメなどを入れてはいけませんか？

A1　できれば、コンソメなどの加工された調味料は入れないでほしいのですが、自《し》然塩《ぜんえん》ならかまいません。ただし、入れるのはほんのひとつまみ（耳かき一杯程度）にしてください。自然塩をそのくらい入れると、野菜から出た自然の甘《あま》みが増幅して、スープがよりおいしくなります。

Q2　煮《に》るとき、鍋《なべ》のふたはしたほうがよいのでしょうか？

A2　最初はふたをせずに、ゆっくりと煮ると、野菜の中の栄養分がじんわりと出てきます。お湯が沸騰《ふっとう》したら、ふたをして弱火で煮ましょう。そうすれば、スープの蒸発を防ぐことができます。

Q3　糖尿病の腎症《じんしょう》で、カリウムの摂取《せっしゅ》を控えるよう医師にいわれています。野菜

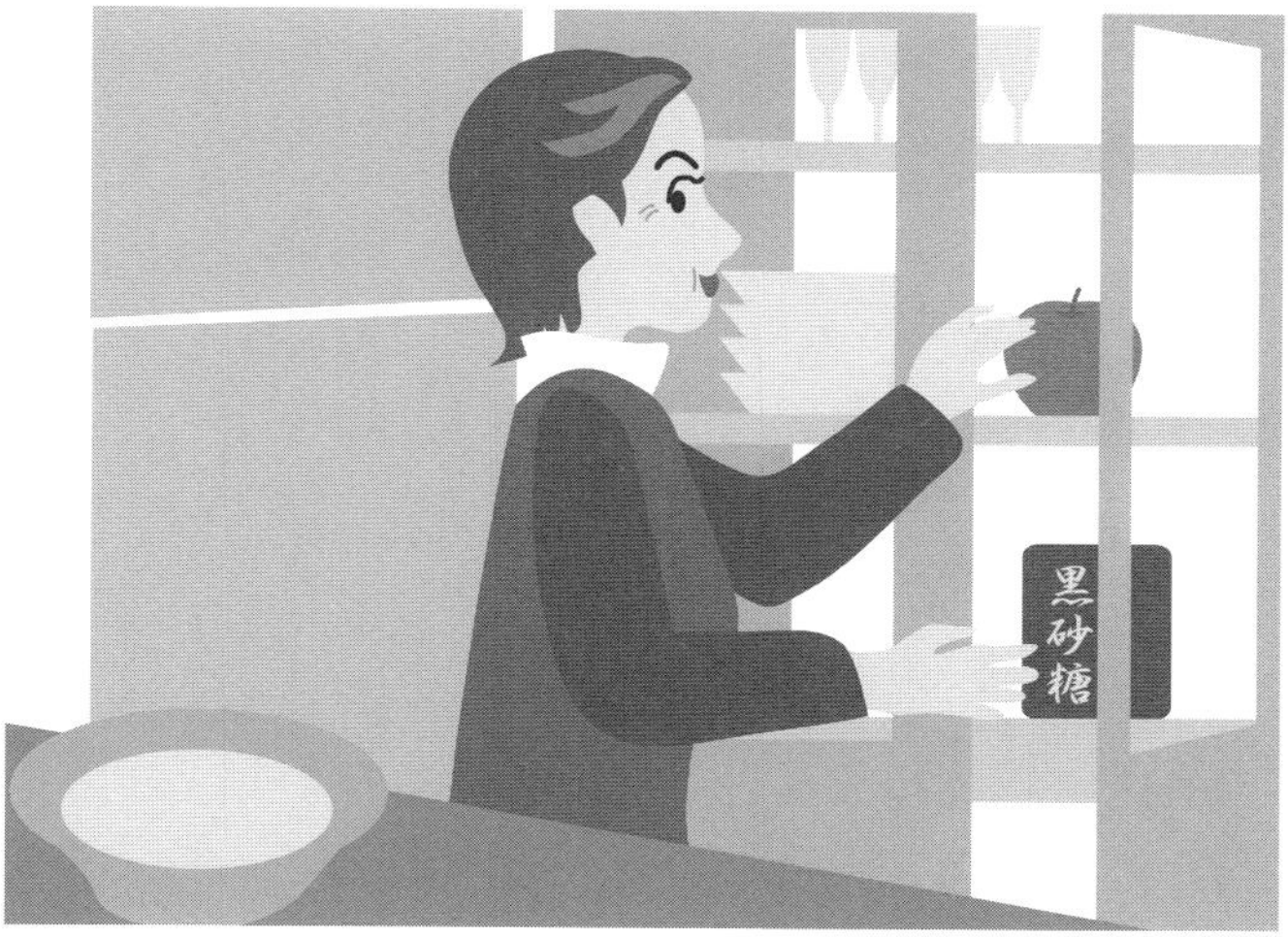

腎臓の悪い人は果物や黒砂糖を控えめに

スープを飲んでも大丈夫ですか？

Ａ３　熱により減少しているとはいえ、野菜スープにはカリウムが含まれています。カリウムは高血圧の改善などに効果的ですが、腎臓病《じんぞうびょう》の人は摂取を制限される場合があります。その場合、日ごろとる果物や黒砂糖（どちらもカリウムが豊富）などを少しへらし、バランスをとるとよいでしょう。あるいは、野菜スープに自然塩をほんのひとつまみ入れたり、みそを小さじ四分の一杯くらい入れたりすると、栄養成分のバランスがとれて、より体や腎臓にやさしいスープに仕上がります。

Q4　野菜スープを飲むと胸焼けがするのですが……。

A4　そのような場合、食道や胃壁《いへき》がただれている可能性が高いでしょう。その原因として多いのは、甘い物が好きでよく食べていることです。また、健康法などで酢を飲んでいる人（とくに、薄めずに飲んだり、空腹時に飲んだりしている人）にも同様の症状が見られます。

こういう場合は、野菜スープを飲みながら、煮コンブや塩コンブ、あるいは漬け物などを少しつまむと、栄養的なバランスがとれて胃への刺激も少なくなります。

Q5　ダイコンやキノコなど、ほかの野菜を入れてもよいですか？

A5　野菜スープは、厳選した四種の野菜を使うことで、内臓脂肪《ないぞうしぼう》のつきすぎや生活習慣病などの改善に大きな効果を発揮します。ですから、基本的には、やはりキャベツ、タマネギ、ニンジン、カボチャの四種でスープをとってください。

ほかの野菜を加えたいなら、スープをとったあとの具に加えて、改めて別のスープやみそ汁、そのほかの料理にするとよいでしょう。

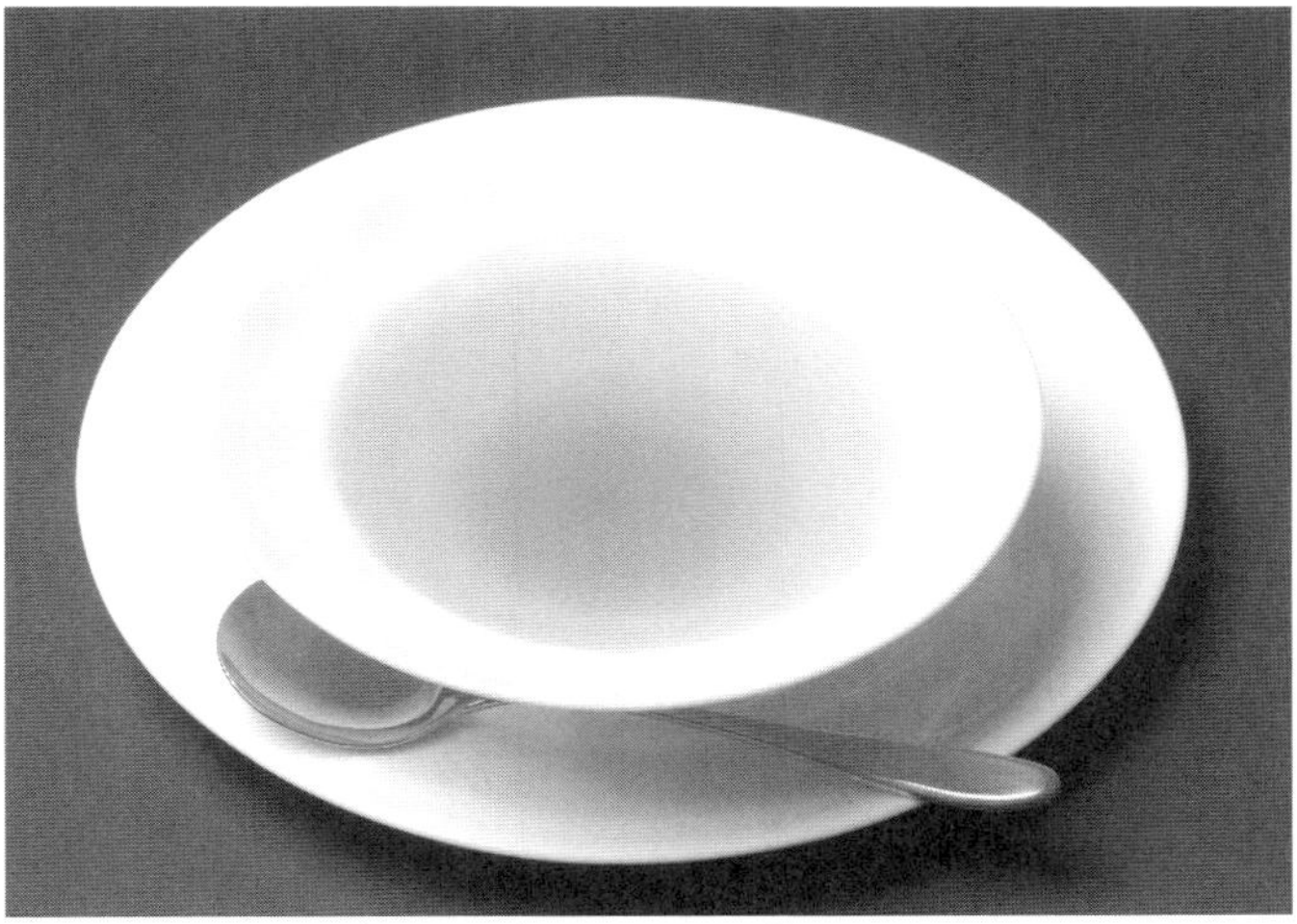

スープだけを飲んだほうが効果は出やすい

Q6　煮たあとの具は、野菜スープといっしょに食べてもよいですか？

A6　現在、ぜひとも肥満や生活習慣病を改善したい人は、朝や午後三時ごろの空腹時に、やはり具をこし取ったスープだけを飲むことをおすすめします。そのほうが、胃腸に負担をかけずに、体にスーッと吸収され、速く効果が現れるからです。

改善したい症状があるわけではなく、健康法として野菜スープをとるなら、こすのがめんどうな人は、具もいっしょにとってもよいでしょう。具を入れたまま、みそ汁にするのもよい方法です。

Q7　鍋が小さくて、水の量を少なくして煮た場合、こしたあとに水を足して飲んでもよいですか？

A7　とれる成分は同じなので、適宜《てきぎ》、水で薄めてもかまいません。ただし、あまり極端に薄めて多量の水をとると、腎臓への負担になります。多くても倍に薄めるくらいまでにしましょう。

Q8　必ず毎日、飲まなければいけませんか？

A8　改善したい肥満や病気・症状がある場合は、最低でも一ヵ月は毎日飲んでください。健康維持などが目的なら、一日おきくらいでもかまいません。

また、どんなものでもそうですが、毎日飲んでいると、野菜スープも飽きてきたり、作るのがめんどうになったりすることもあるでしょう。

そういうときは、日ごろ飲むみそ汁などの具として、スープの材料であるキャベツ、タマネギ、ニンジン、カボチャをできるだけとり入れるとよいでしょう。野菜スープほどではないにしても、準じた効果がより手軽に得られます。

野菜スープは、野菜の有効成分を効率よく補給できる理想的なとり方ですが、あま

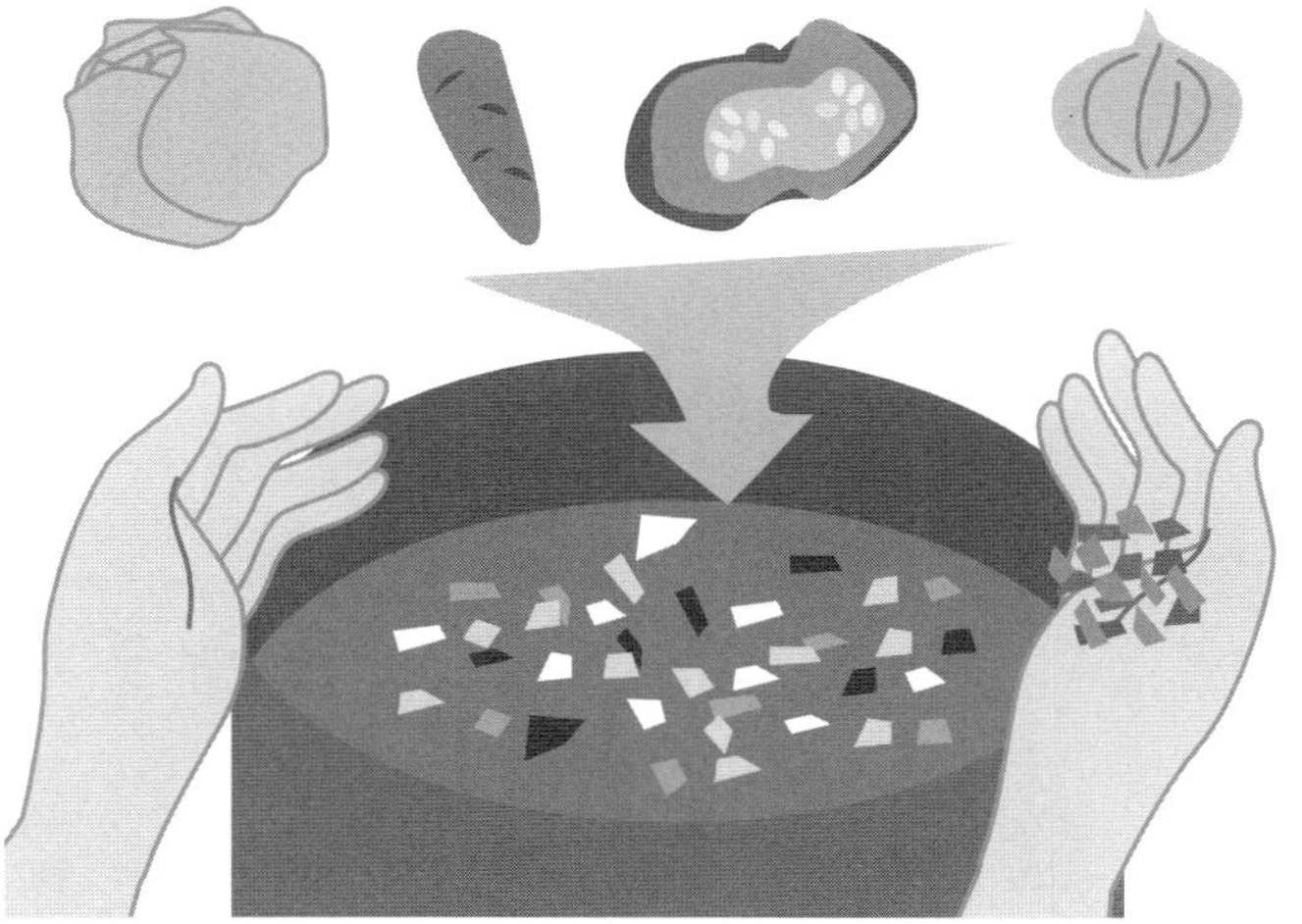

4種類の材料をみそ汁などに入れてもよい

り堅苦しく考えて、続かないのでは本末転倒《ほんまつてんとう》ともいえます。ある程度、臨機応変《りんきおうへん》に対応しながら、何よりも「続けること」が大切です。

Q9　まとめて作った野菜スープを温めるとき、電子レンジを使ってもよいですか?

A9　できるだけ自然な状態のスープを飲むのが理想なので、なるべく電子レンジは使わず、鍋で温めてください。温めるのがめんどうなら、常温で飲んでもけっこうです。冷蔵庫で冷やしたものを冷たいまま飲むのはさけてください。

Q10　カボチャのない時期に、冷凍のものを使ってもよいですか？

A10　冷凍のものでもかまいません。カボチャの出回り期に自分で冷凍しておいてもよいし、市販の冷凍カボチャを使ってもけっこうです。

Q11　野菜スープの材料をみじん切りにする手順やコツはありますか？

A11　以下に、材料別に切り方の手順を紹介します。とくに、カボチャは固いので、女性やお年寄りが切るのはたいへんだという声をよく聞きます。電子レンジにかければ柔らかくはなりますが、できるだけ自然な状態の食材からスープをとるためには、電子レンジは使わないでください。

カボチャ（五〇グラムの目安＝卵大の分量）

❶縦二つに切る。固いので、押し切り（包丁の背を押して切る）にする。
❷スプーンでこそげるようにして種とワタを取る。ヘタも切り取る。
❸さらに半分に切る。
❹切り口を下にして五ミリくらいの幅に切る。
❺縦に細く切ったあと、横に細かく切る。

ニンジン（五〇グラムの目安＝中くらいの大きさのニンジンで四分の一くらい）

❶五ミリくらいの輪切り、もしくは斜め切りにする。

❷縦に細く切ったあと、横に細かく切る。

タマネギ（五〇グラムの目安＝中くらいの大きさのタマネギで四分の一くらい）

❶縦二つに切り、切り口を下に、根を向こう側にして置き、根から切り離さないように五ミリ幅くらいに包丁を入れる。

❷包丁を横にして、厚みに二～三ヵ所の切り目を入れる。

❸横に細かくきざむ。

キャベツ（五〇グラムの目安＝大きめの葉で一枚くらい、中くらいの大きさの葉二枚くらい）

❶葉のつけ根に包丁を浅く入れて葉をはがす。もしくはキャベツ全体に包丁を入れ、五〇グラム見当を切り取ってから葉をバラバラにする。

❷根元の芯《しん》の部分に庖丁を入れて切り落とす。

❸葉を丸めて五ミリ幅くらいの千切りにする

❹③をそろえて横に細かく切る。

カボチャ

カボチャは非常に固いので大きめの少し刃の厚い包丁が望ましい。
必要量約50グラム（卵大の分量）

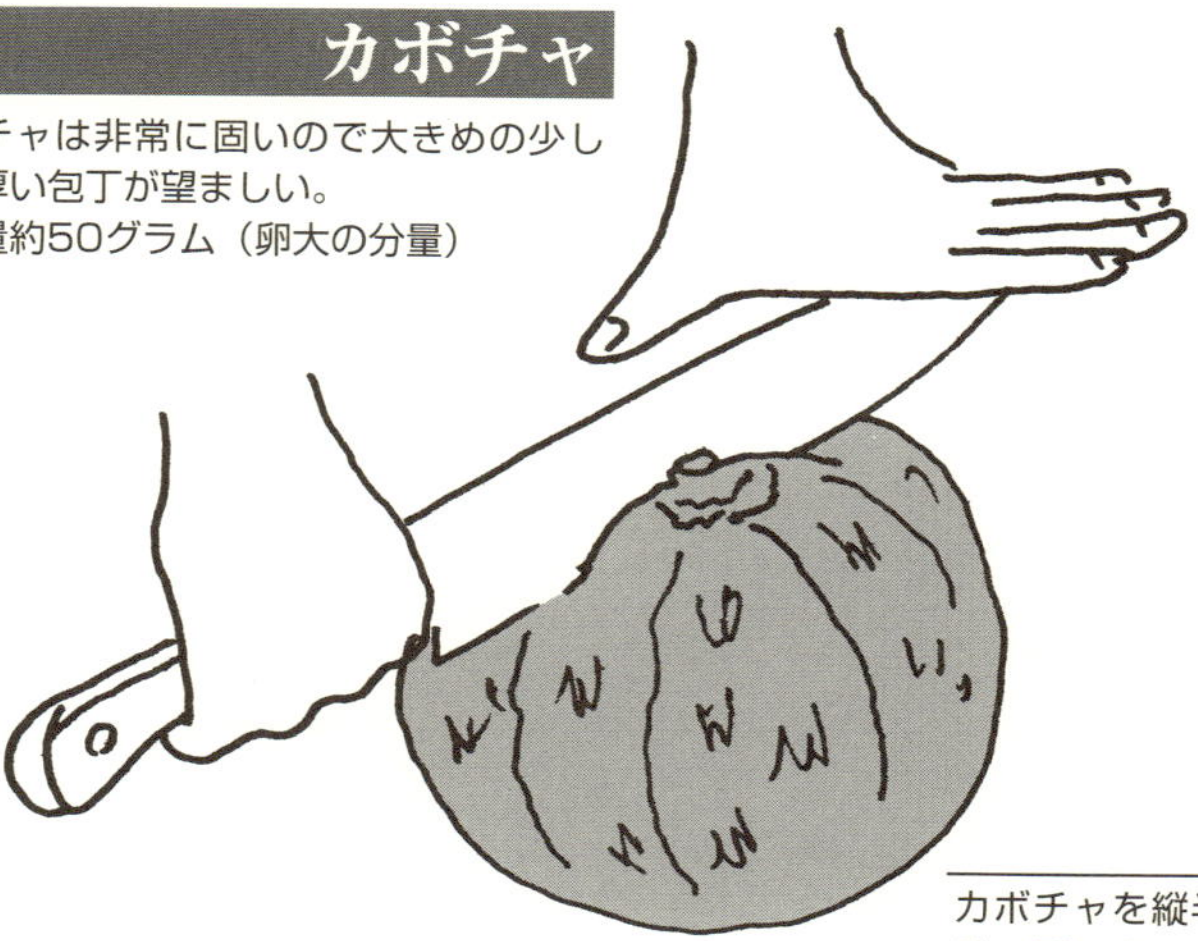

1

カボチャを縦半分に切る。固いので、柄と包丁の峰に手を当てて押し切りにする

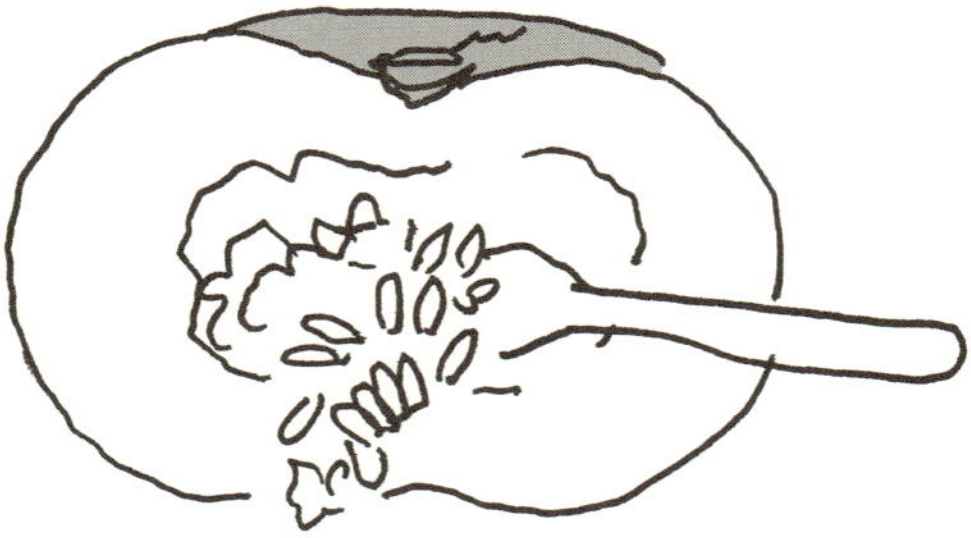

2

スプーンで種とワタをこそげるように取り、ヘタは包丁で切り取る

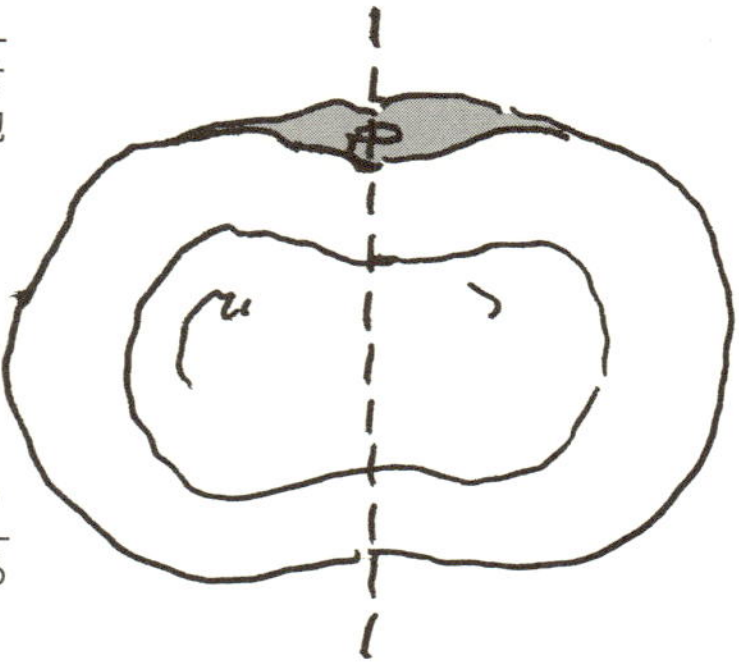

3

さらに半分に切る

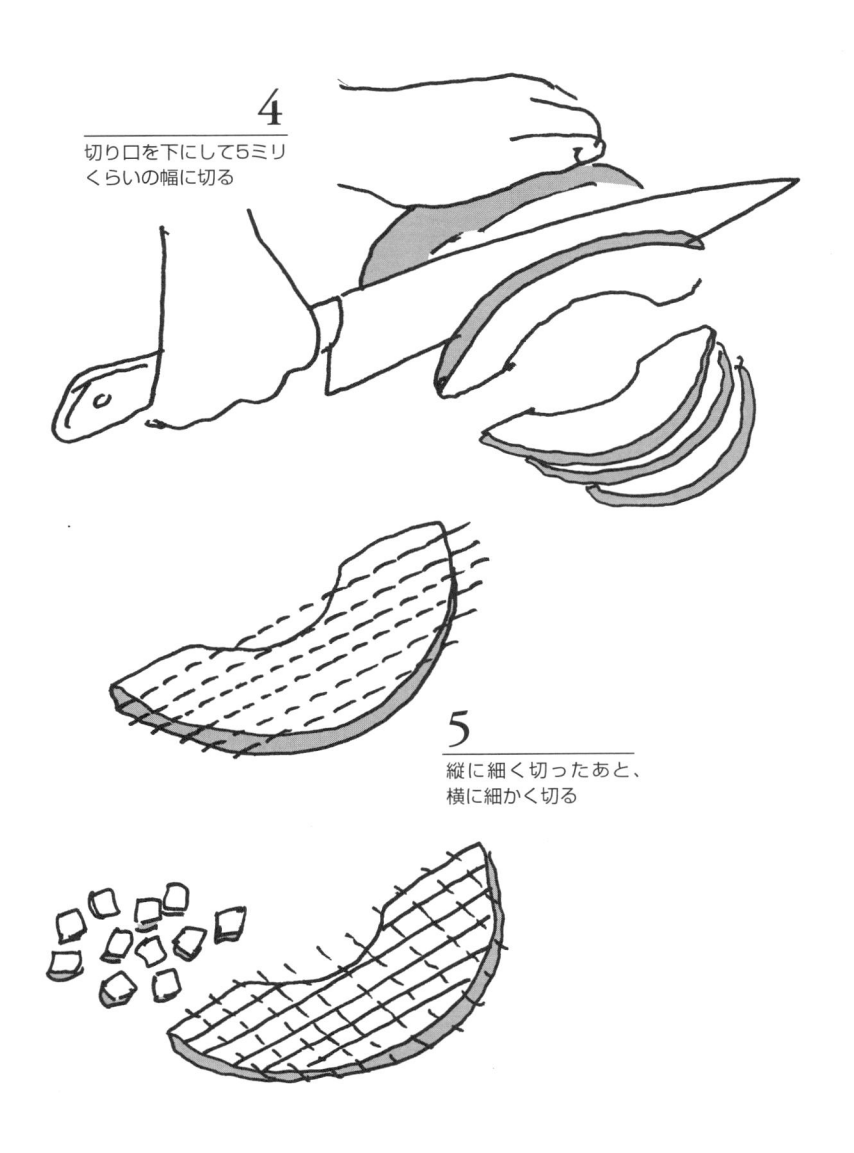

4

切り口を下にして5ミリ
くらいの幅に切る

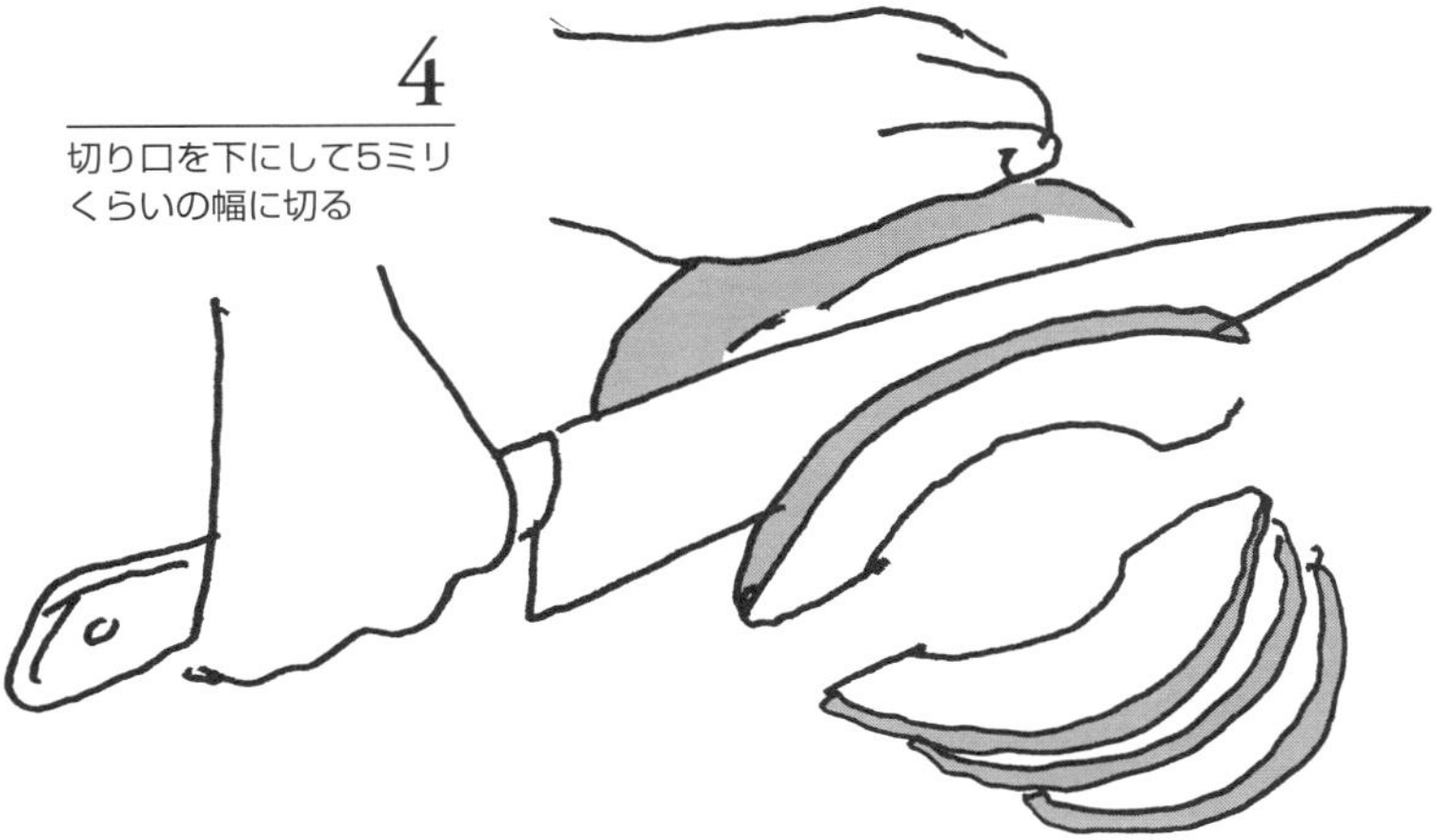

5

縦に細く切ったあと、
横に細かく切る

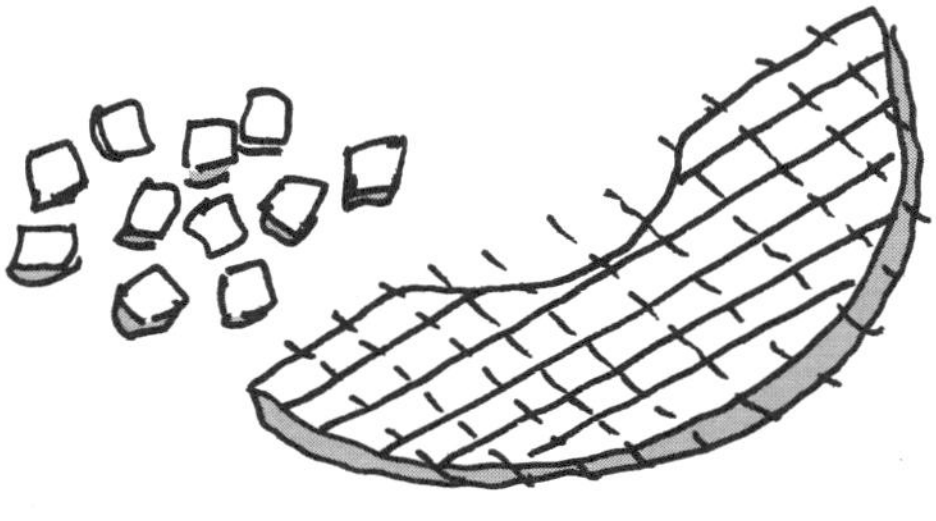

ニンジン

皮ごと切る。おろし金でおろしてもかまわない。必要量約50グラム（中くらいの大きさのニンジンで¼くらい）

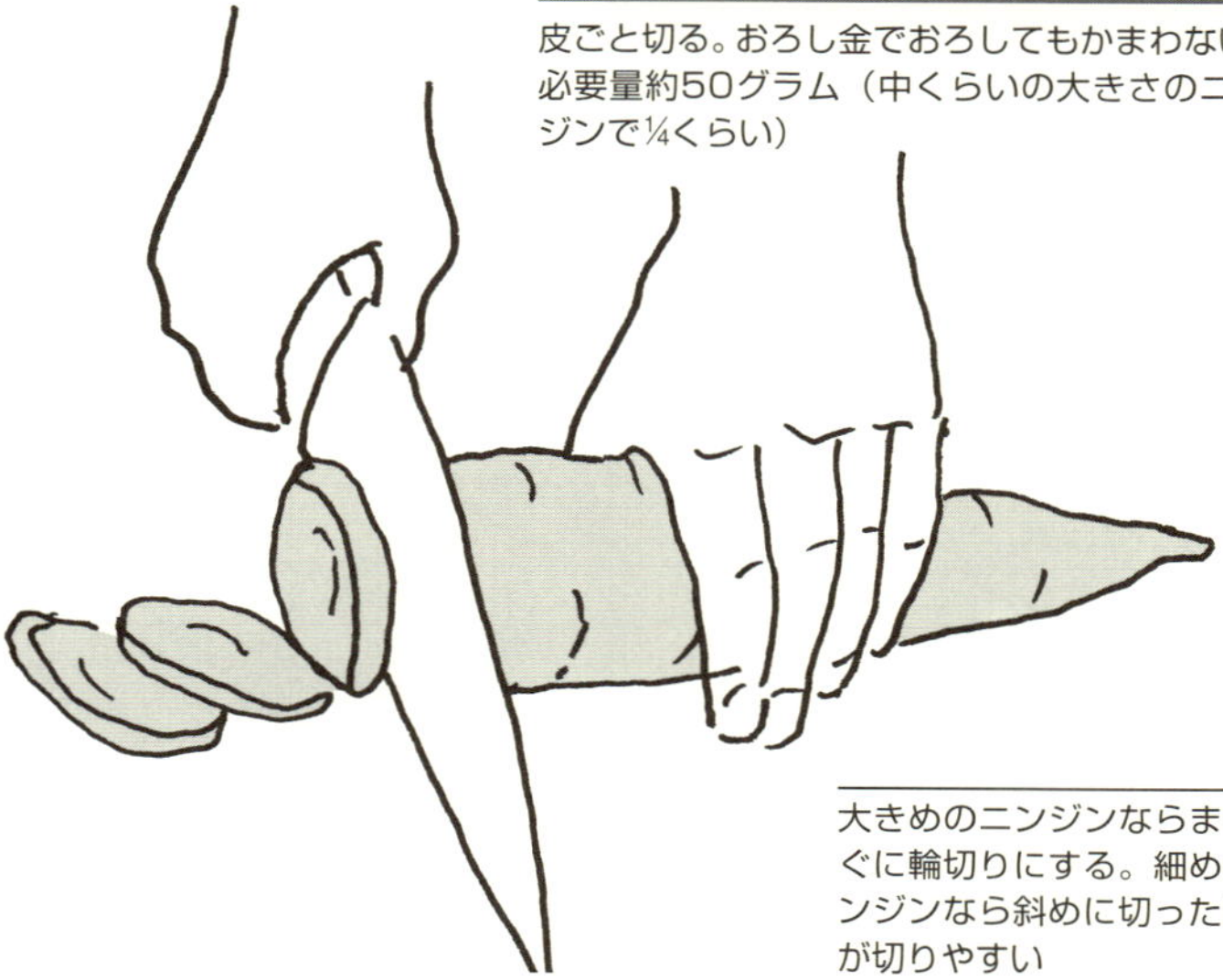

1

大きめのニンジンならまっすぐに輪切りにする。細めのニンジンなら斜めに切ったほうが切りやすい

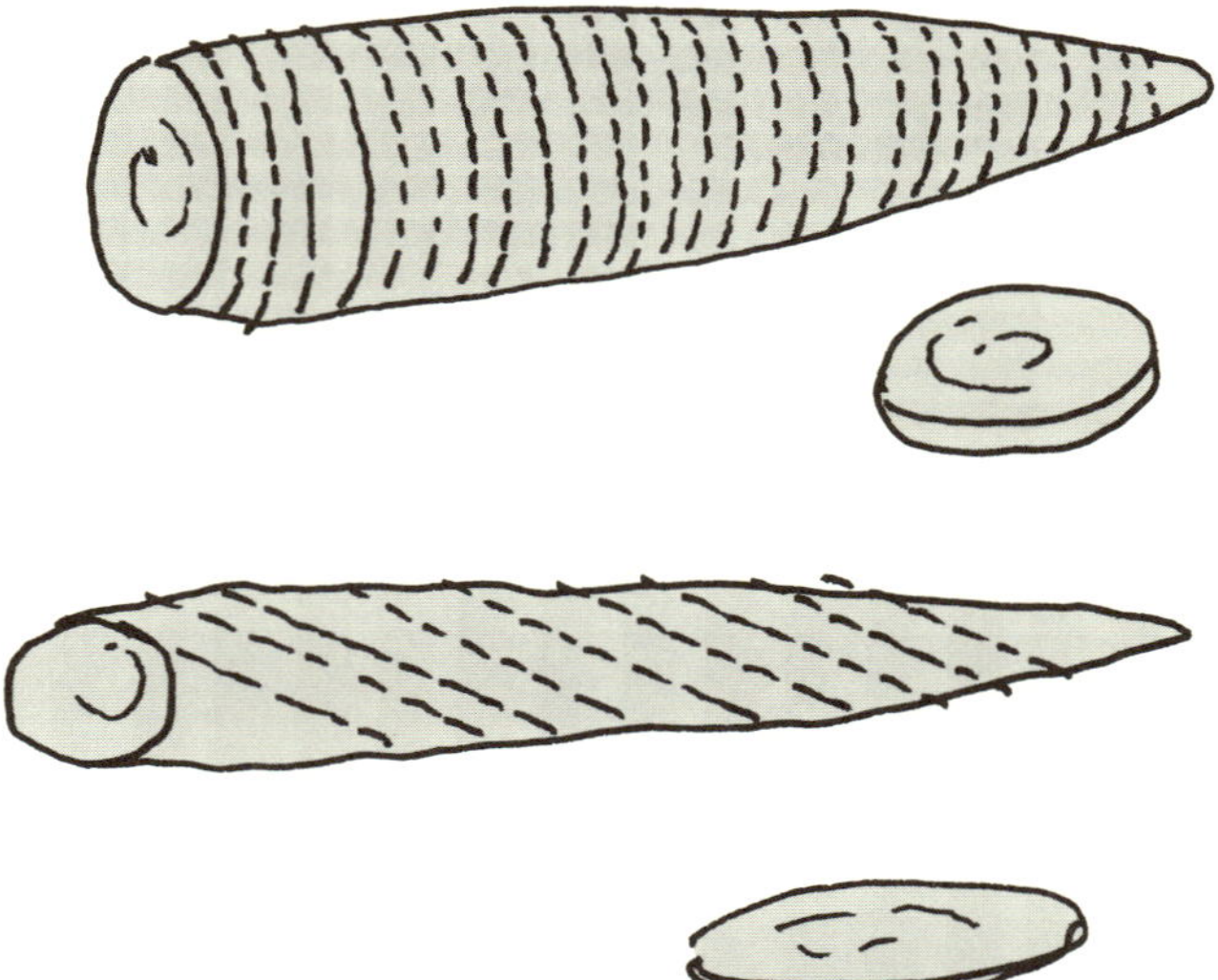

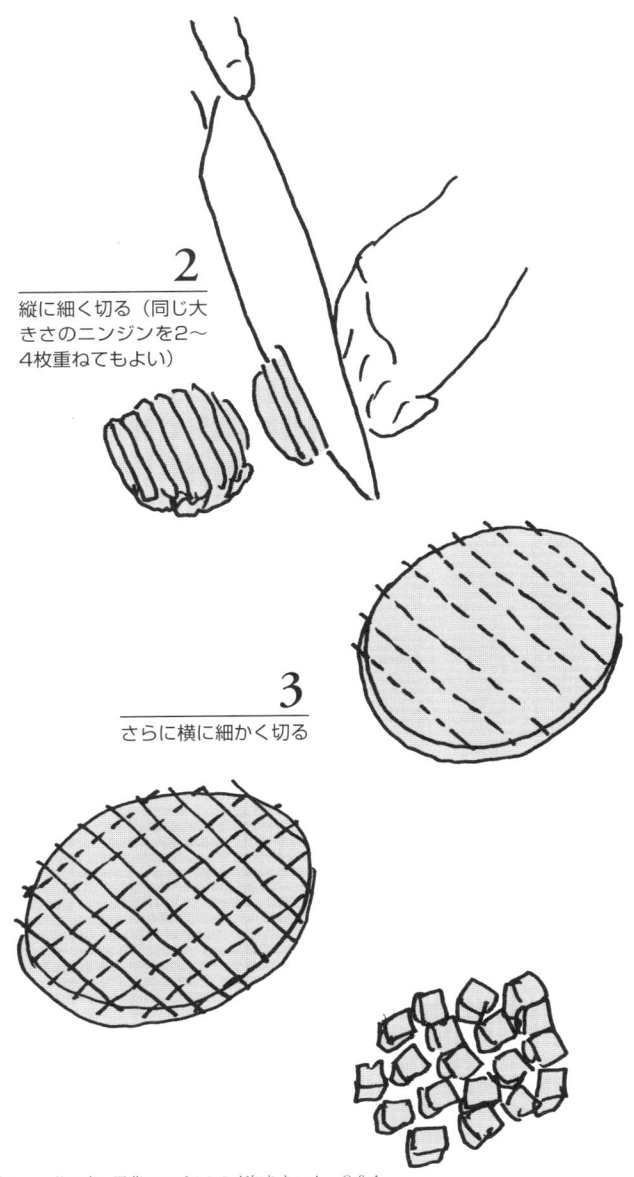

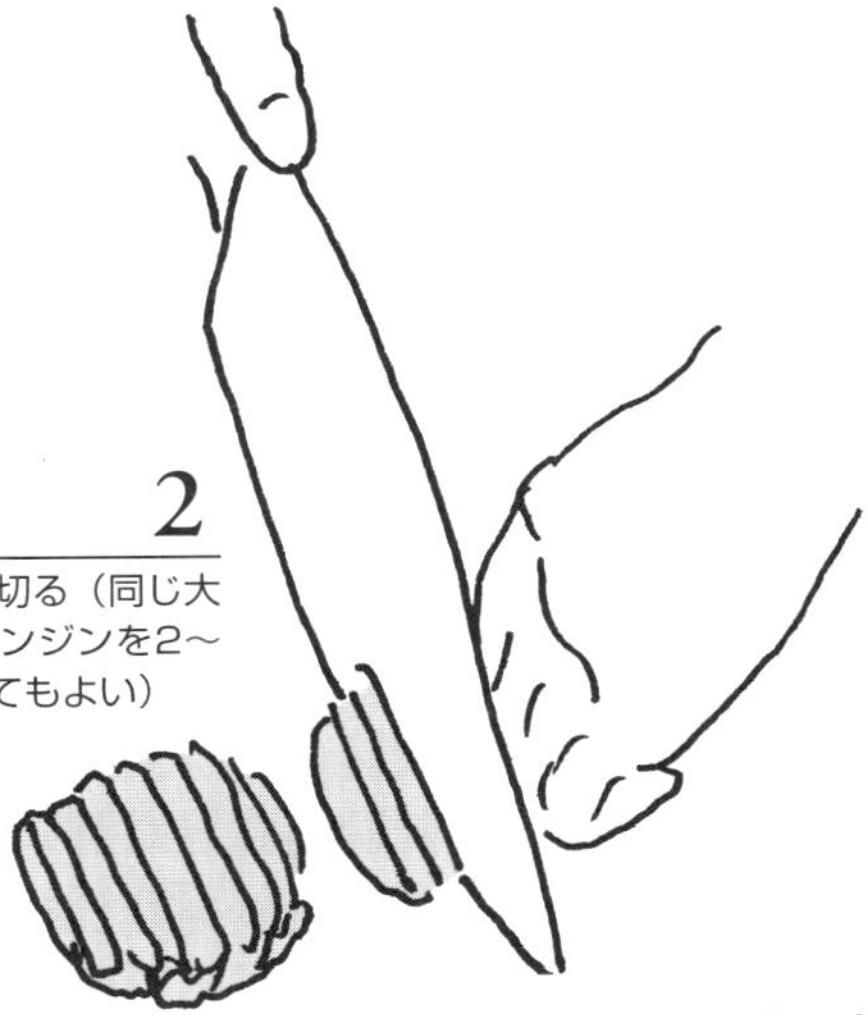

2

縦に細く切る（同じ大きさのニンジンを2～4枚重ねてもよい）

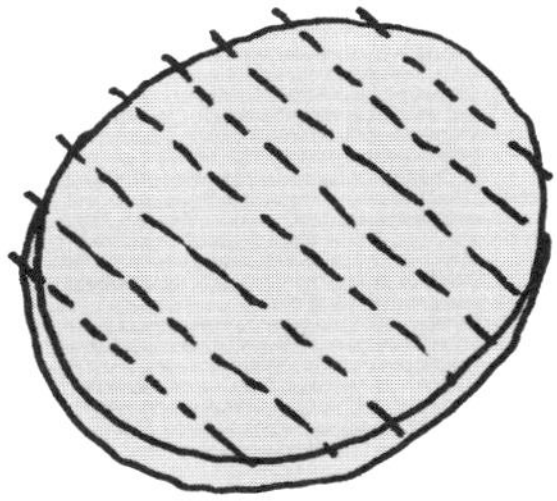

3

さらに横に細かく切る

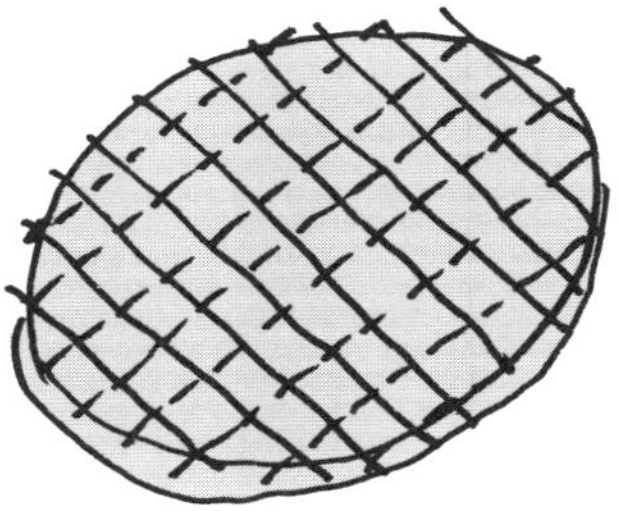

タマネギ

皮をむいてから切る。
必要量約50グラム（中くらいの大きさのタマネギで¼くらい）

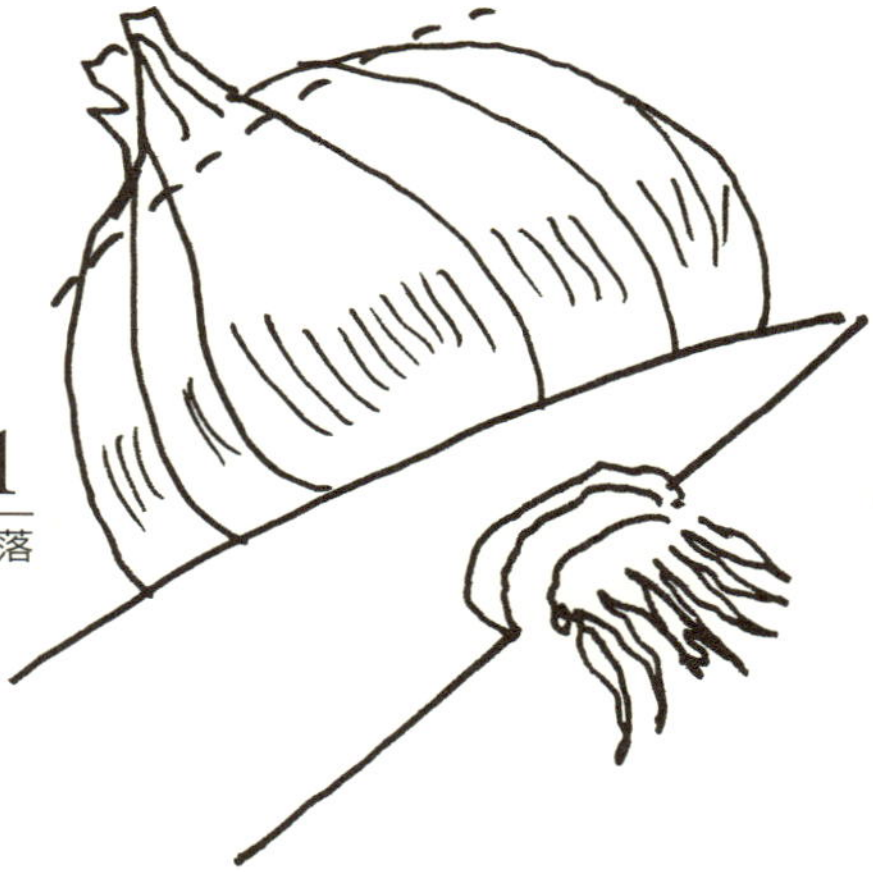

1

根元と穂先きを切り落として、皮をむく

2

縦半分して、根元を向こうにむけて切り口を下にする。このときに、根元を切り離さないように5ミリくらいの幅で包丁を入れる

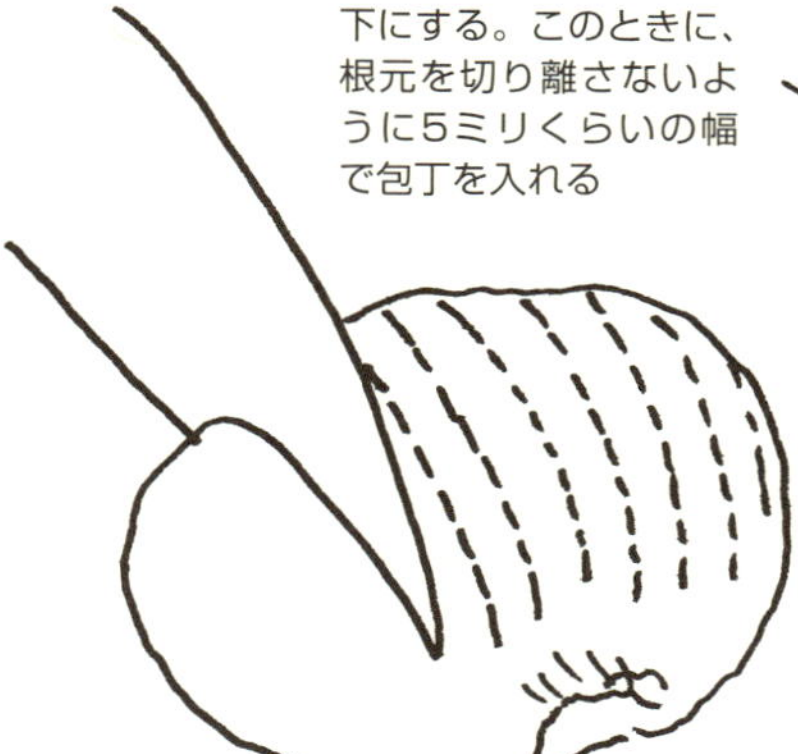

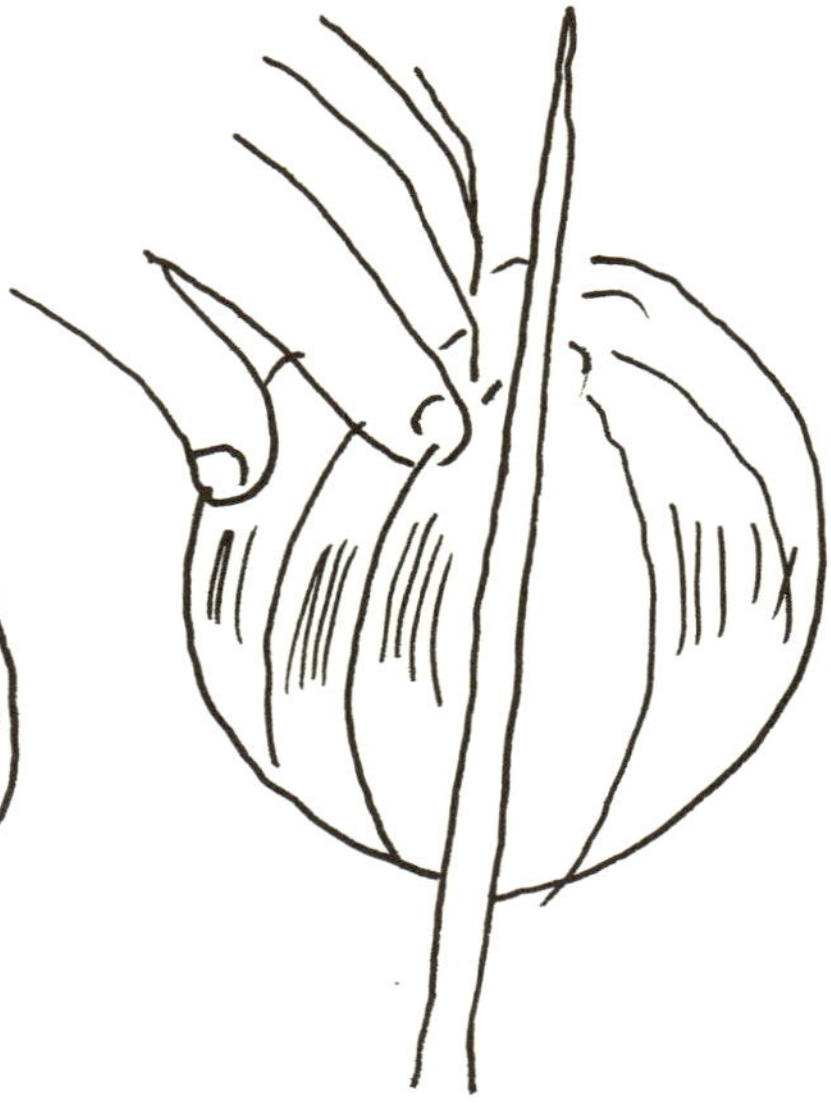

3

包丁を横にして3〜4ヵ所の切り目を入れる

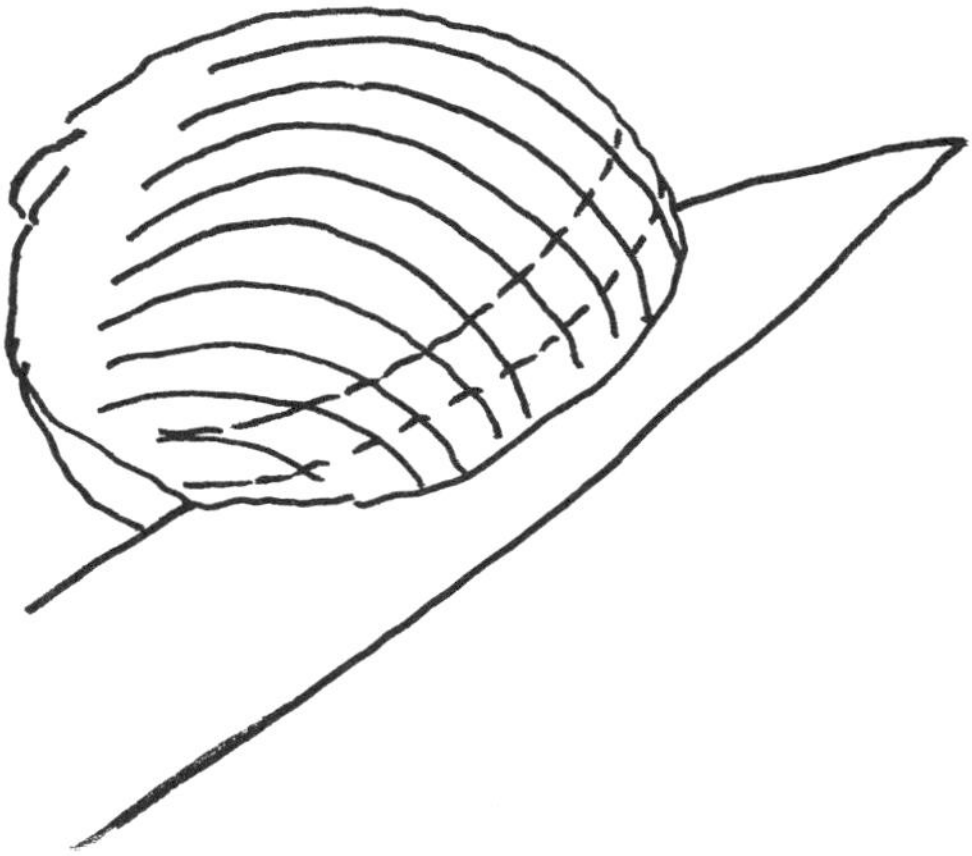

4

縦に細かくきざむ。残った根元も同様にみじん切りにする

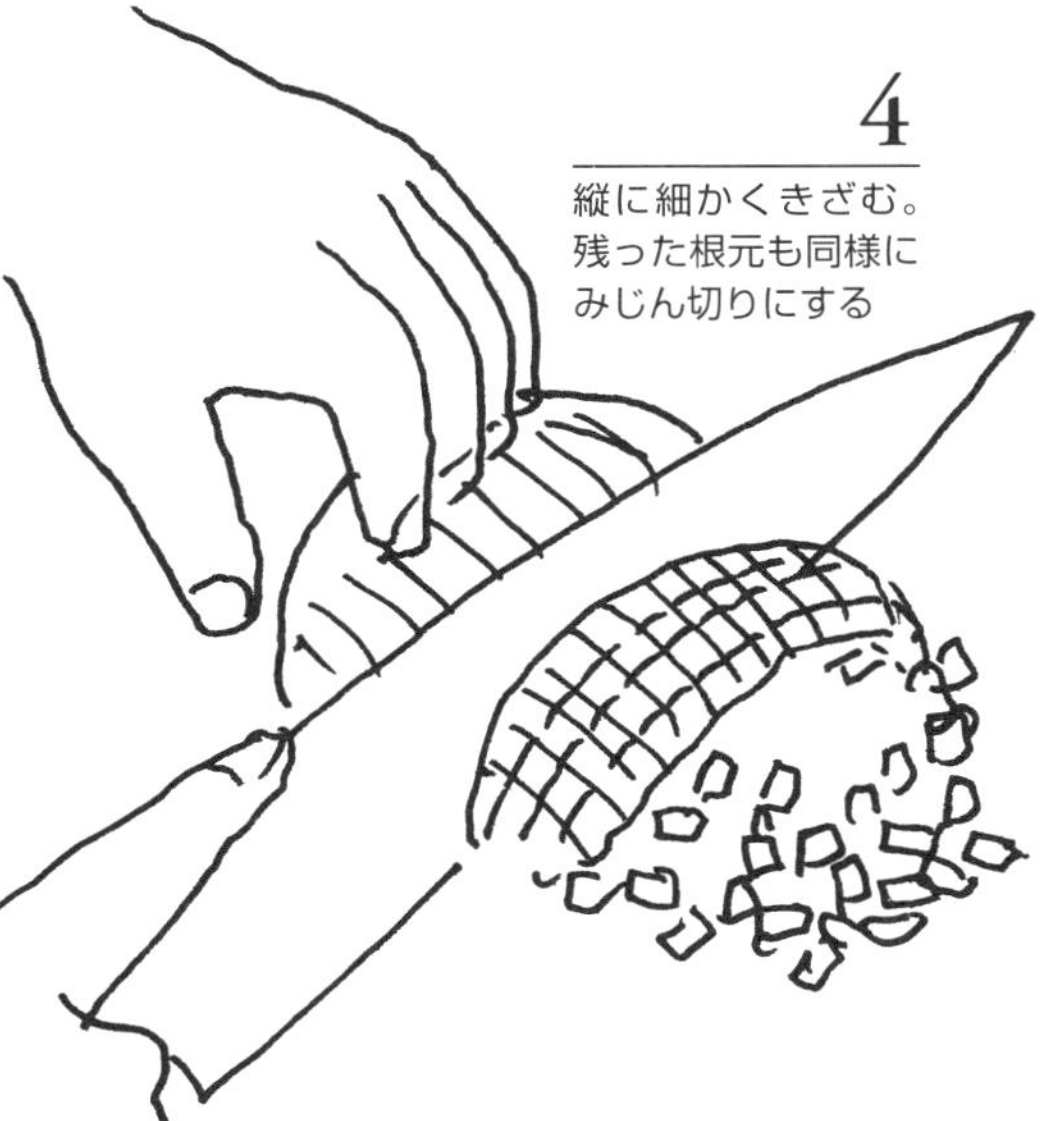

キャベツ

葉は洗ったあと少し水に浸しておくとよい。必要量50グラム（大きめの葉で1枚。中くらいの大きさの葉で2枚くらい）

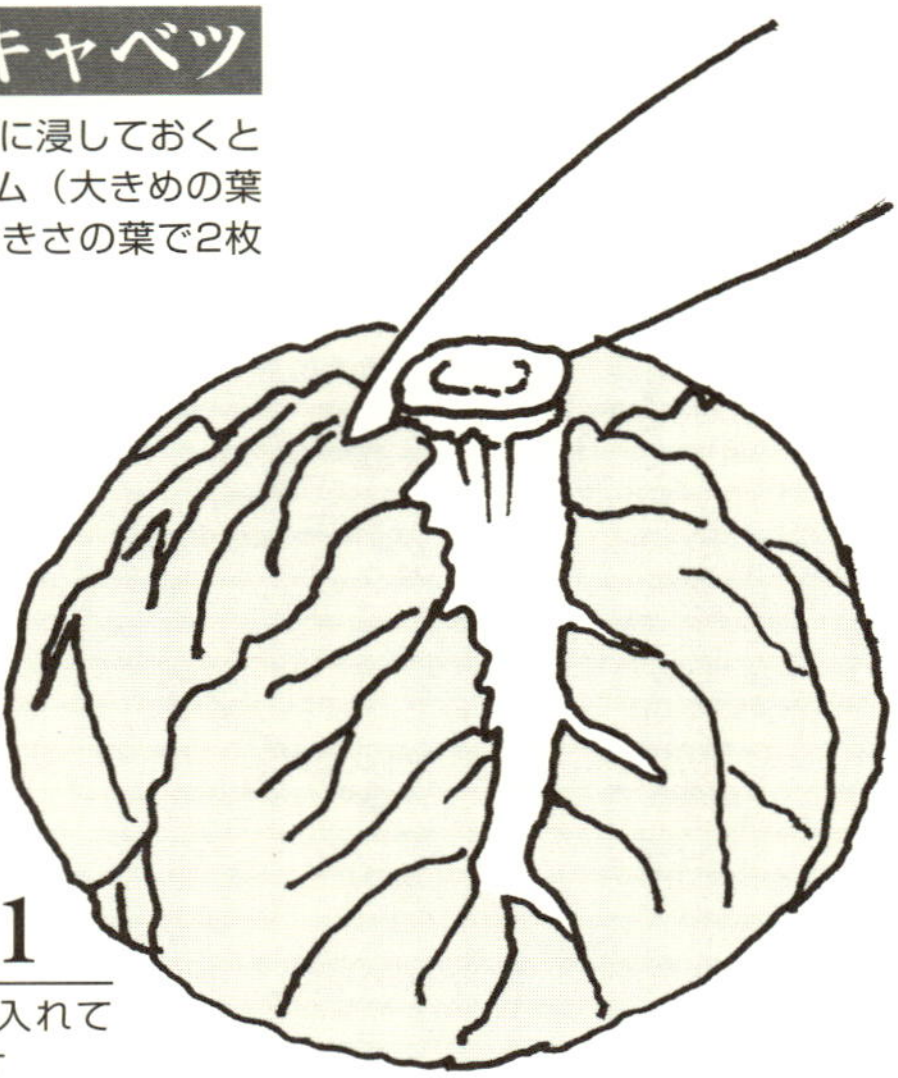

1

葉のつけ根に包丁を入れて葉を必要な分量はがす

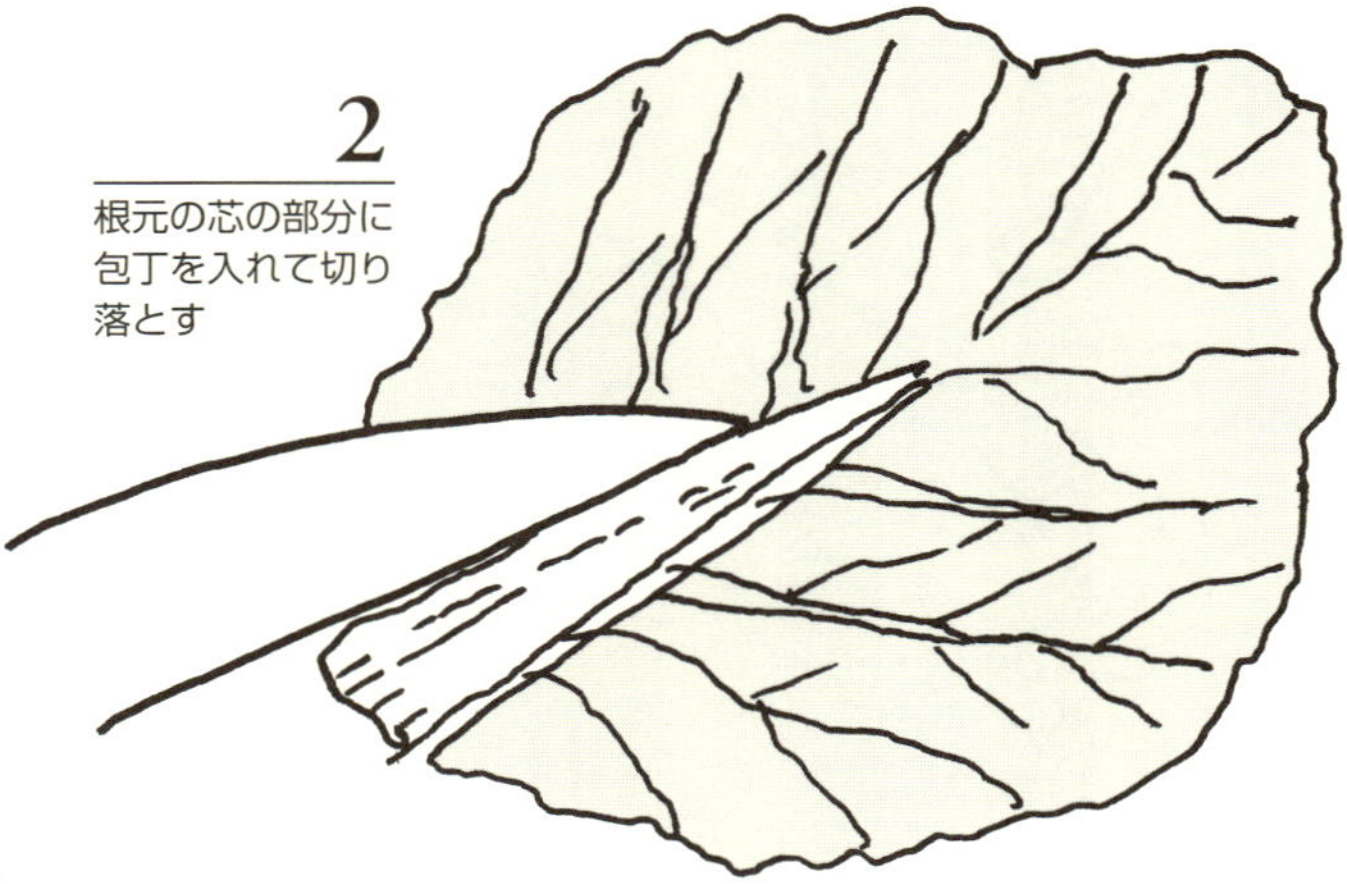

2

根元の芯の部分に包丁を入れて切り落とす

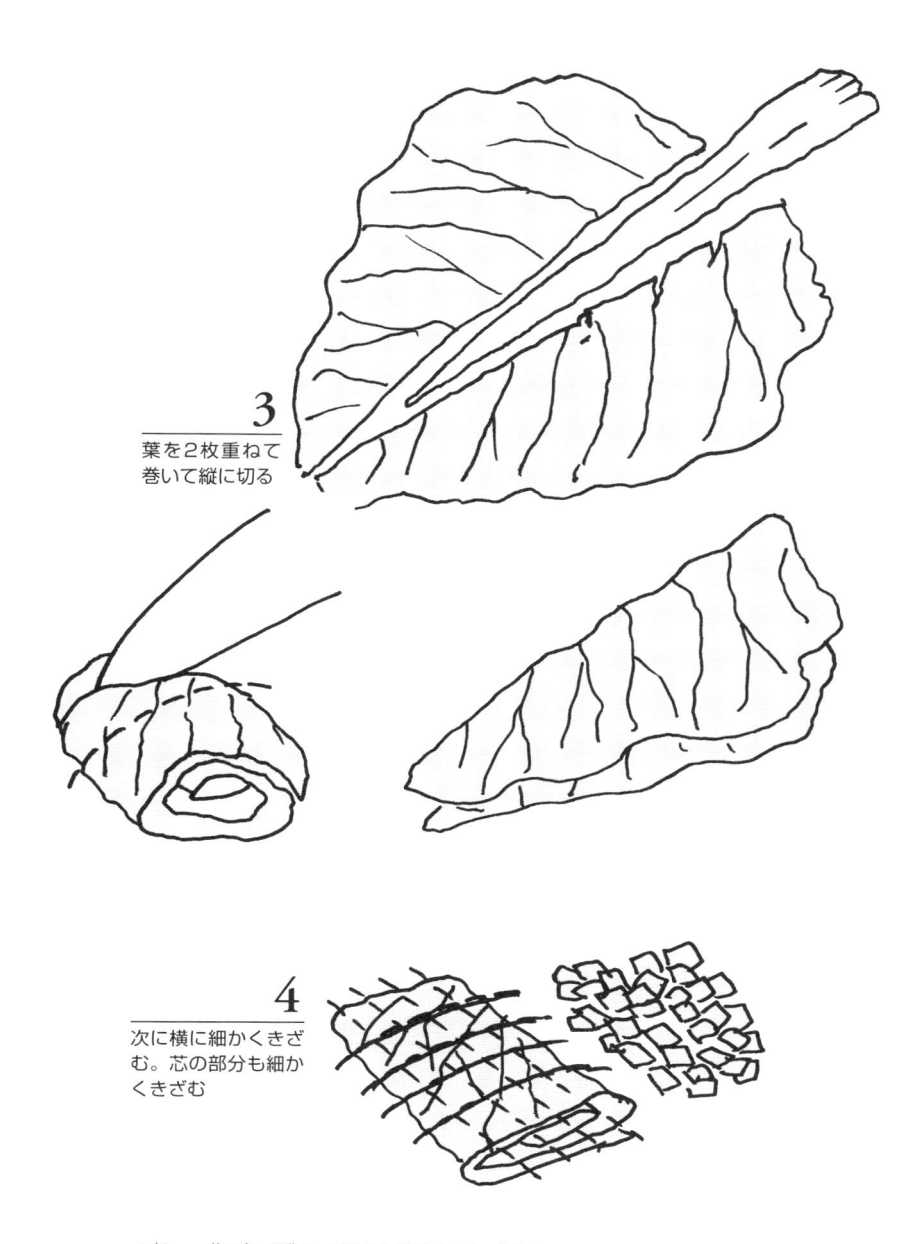

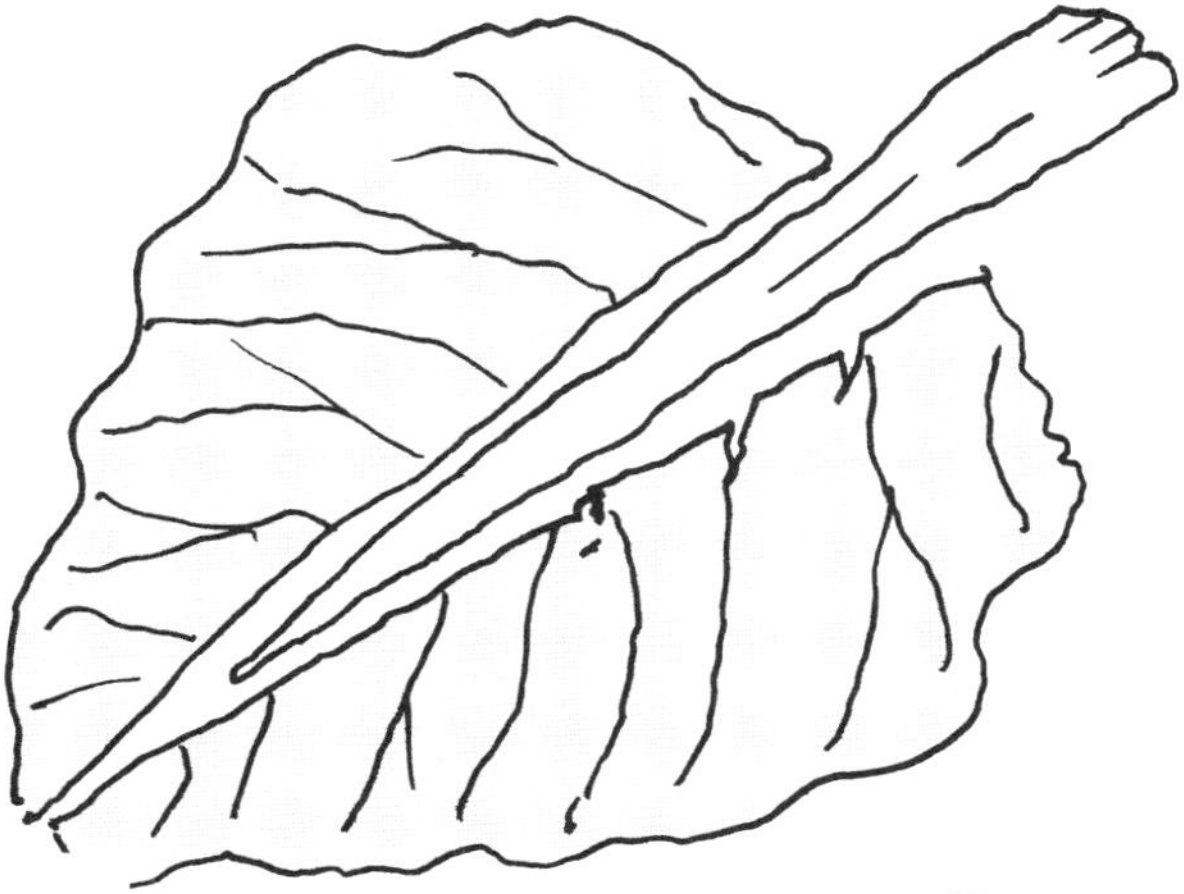

3

葉を2枚重ねて
巻いて縦に切る

4

次に横に細かくきざむ。芯の部分も細かくきざむ

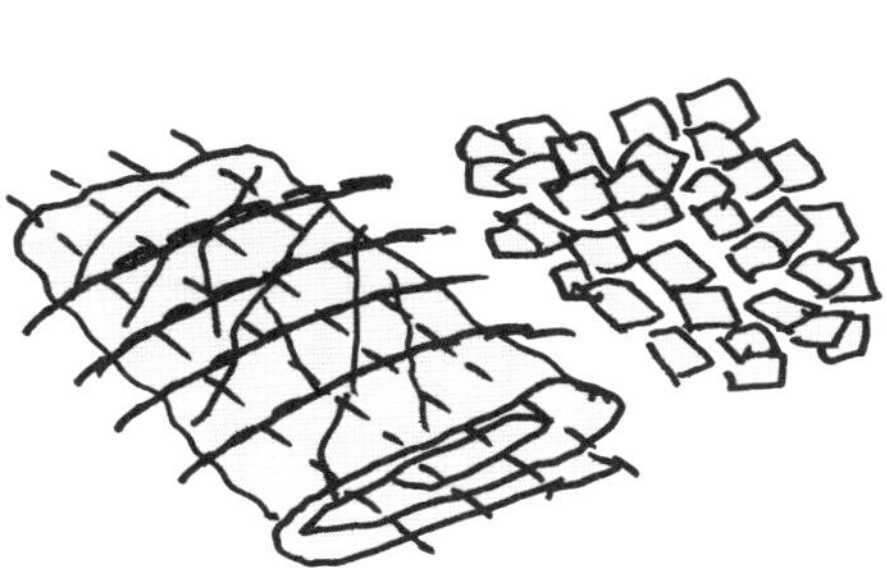

Q12　カボチャやニンジンをおろし金でおろして使ってもよいですか？

A12　おろし金でおろしてもかまいません。おろしたときに汁が出たら、それも鍋に入れましょう。もしあれば、フードプロセッサーで細かくきざんでもけっこうです。

Q13　材料をみじん切りにするのがたいへんなときは、大きめのまま煮てもよいですか？

材料を大きめのまま使うときは、水を心持ち多めにし、長めに煮るようにしてください。長めに煮ることにより、大きめに切ってもエキスが出やすくなります。

Q14　野菜スープを飲んでいたら、最初の二ヵ月くらいは順調にやせたのですが、そのあと体重がへらなくなってきました。どうすればよいでしょうか？

A14　太りすぎている人が、野菜スープを飲み始めると、最初の一ヵ月、二ヵ月、あるいは半年くらいまでは、順調にやせることが多いものです。以前の食生活のバランスがくずれているほど、その傾向が強くなります。野菜スープを飲み始めるとバランスが整えられるので、その〝落差〟が大きい分、順調にやせられるわけです。

しかし、徐々に食生活のバランスが整ってくると、体重はへりにくくなります。野菜スープの効用が安定的に発揮されるようになり、いわば「維持期」に入るのです。この時点で、体調や検査値などはかなり改善されているはずです。

しかし、まだ標準体重や望ましい体重になっておらず、さらにやせる必要がある場合には、穀物菜食《こくもつさいしょく》をとり入れることをおすすめします。

ポイントをあげると、主食は玄米《げんまい》や胚芽米《はいがまい》が望ましいのですが、むずかしければ白米でもかまいません。おかずは野菜や海藻、キノコ類をたっぷりとり、たんぱく源は豆腐や納豆を多く、魚はほどほど、肉・卵・乳製品は少なめにします。

これらを、できる範囲で心がけていると、オーバーしている体重がへって、より健康になれるでしょう。

Q15 野菜スープダイエットは、どんな人がやってもかまいませんか。やってはいけないケースはありますか。

A15 腸閉塞《ちょうへいそく》の人や一部の重い腎臓病の人、ひどい下痢《げり》をしているときなど、水分やミネラルなどの摂取を厳しく制限されている場合以外は、原則的にどんな人がやってもかまいません。体力の乏《とぼ》しいお年寄りや小児肥満のお子さん、妊娠中の女性でも大丈夫です。むしろ、それらの場合に、有効成分を効率よくとったり、食生活のバランスを整えたりするのに野菜スープが役立ちます。

Q16　野菜スープは、たくさん飲めば飲んだだけ効果があるでしょうか。

A16　第3章で紹介した「一回に二〇〇ミリリットルを一日二回」という分量は、あくまでも目安ですから、多少はそれを超えて飲んでもかまいません。間食代わりに飲むことで、ダイエット効果が高まる面もあります。しかし、あまり極端に多く飲むと、消化液が薄められるなどの弊害《へいがい》も考えられるので、一日の合計で一リットルくらいを上限の目安にするとよいでしょう。

それ以上、多くとりたい場合は、いろいろな料理やお菓子作りに活用することをおすすめします。煮物やシチュー、カレーなどを作るとき、水の代わりに使ったり、ケーキやクッキーの種に適宜《てきぎ》（種がゆるくなりすぎない程度。分量やレシピにもよるが、一回に大さじ一杯くらいが目安）加えたりすると、たいへんおいしくなります。

ちなみに、わが家では、最近、野菜スープクッキーをよく作って食べています。煮物などにもよく使います。みなさんも、ぜひ、お試しください。

Q17　野菜スープの効果を高めるために、ふだんさけるべき食品があれば教えてください。

Q17　野菜スープを習慣的に飲むようにすると、ふだんの野菜の摂取量が少ない人ほど、必要な成分が補給されて体のバランスがよくなります。それとともに、通常、食生活のバランスも自然ととれてくるものです。

しかし、あまりにも大量に肉や甘い物、卵、乳製品などをとりすぎていると、そういったバランスの是正効果が現れにくい場合があります。その場合は、当然、ダイエット効果もなかなか出にくくなります。

そんな場合は、極端でなくてもよいので、肉食や甘い物、卵、乳製品を、ちょっと意識してへらしてみるとよいでしょう。甘い物などを、つい間食としてとってしまう場合には、野菜スープを間食代わりに飲むと効果的です。

ただし、そうした偏《かたよ》りのある食生活を送りながらでも、野菜スープを飲めば、多くの場合、それなりの効果はあります。たとえば、手足がポカポカしてきたり、肌のツヤがよくなったり、少しずつ体調がよくなってきたり、という具合です。

つまり、やせなくても、体にはよい作用があるのです。ですから、「意志が弱くて食生活を改善できないからダメだ」などと最初からあきらめるのではなく、まずは野菜スープを飲んでみることをおすすめします。飲み始めてみれば、少しずつ意識が変わって、食生活が改善できる場合も多いものです。

おわりに

残る人生で自分のめざす医療を実現したい――私はそう考えて準備を進め、平成十三年、島村トータル・ケア・クリニックを立ち上げました。

開業しようと思ったとき、「医師・看護師・事務員各一人で設備は最低限」という路線か、「CTスキャン（コンピュータ断層写真）などの高価な設備を入れ、ある程度大きな規模」でやるか、二つに一つだと思っていました。

結果的に後者を選んだわけですが、さらに二階に自然食のレストランを併設し、講演やコンサートができるフロアーをつくり……と、最初からは実現不可能だと思っていた施設まで加わりました。しかも、現代医学の医療機関でありながら、マクロビオティック（穀物菜食《こくもつさいしょく》）の野菜スープや食養生《しょくようじょう》をすすめ、食を基盤に治療を進めるというユニークな方針となったのです。

当時、プレッシャーがなかったといえばウソになります。実は、経営難の恐怖を感じていたのです。

しかし、いざふたをあけてみると、ありがたいことに、たくさんの患者さんや地域の人たちが、当クリニックの方針を支持してくれました。

私たちは患者さんを治療しますが、それで患者さんが喜んでくれると、私たちはうれしくなって癒《いや》されます。この五年間に、そんなたくさんのキャッチボールをくり返してきました。患者さんや地域の人たちと、いろんなイベントで「ワクワク体験」もしました。

開業のとき、もし前者の選択をしていたら、プレッシャーがない代わりに、いまのような癒しやワクワク体験も味わえなかったでしょう。後者の選択をして、本当によかったと思っています。

野菜スープは、そういう癒しやワクワク体験に深くかかわっています。野菜スープでよくなっていく患者さんの経緯が、「食でここまで体や心が変わるのか」という驚きや発見を私にくれるからです。そんな五年間をへて、いま、私は「食事で世の中を変えたい」とまで思っています。

こうした気持ちは、さらに強くなっています。今後は、検診をもっと充実させ、検査値がかんばしくない人たちに、野菜スープなどを含めた玄米菜食《げんまいさいしょく》や運動療法をさらに系統的に施《ほどこ》し、生活習慣病の指導を行っていきたいと考えています。

本文の中でもふれた地域の活動体である「生き生き塾」や有限責任中間法人「日本健康長寿者協会」では、「いきいき長生きボケずにポックリ死ぬときゃ百歳」をモットーにしています。この考えは、現在の少子高齢社会の中で、医療・福祉費用を削減し、自立した高齢社会を築くためにも重要です。その実現にも、野菜スープが大いに役立つと確信しています。

野菜中のファイトケミカルやビタミン・ミネラルなどは、植物が何万年にもわたって過酷《かこく》な環境に耐え、生き残り、獲得してきた成分です。植物の細胞壁《へき》という箱につめ込まれた〝宝石〟のようなものともいえるでしょう。それを、私たち人間は、何代にもわたって食し、永らえてきたのです。

日本の伝統食である穀物菜食が、そうした植物素材を豊富に含み、健康によいことは、いまや世界の認めるところとなっています。

しかし、惜しむらくは、現在、昔ながらの家庭料理を家族みんなで食べるという日本の食文化は崩壊しつつあります。欧米化した食文化に、運動不足が加わり、それらの影響で生活習慣病が蔓延《まんえん》してきています。

こうした現状を打破するきっかけになるものとして、野菜スープは、たいへん簡便で有用です。

本来、この野菜スープは、マクロビオティックの基本である穀物菜食を実行しながら飲めば、さらに高い効果が望めます。しかし、本書では、あえてそこまで踏み込みませんでした。

まずは野菜スープを飲めば、それが糸口となって、自然に食全体も改善されていくからです。興味がある人、自然にやれそうだと思った人は、ご自分のできる範囲で、日々の食事を穀物菜食に近づけていくことをおすすめします。

野菜スープの材料となっている野菜に限らず、いろいろな穀物菜食を工夫してとるように心がけてみてください。そうすれば、きっと体調が改善し、心身ともに元気になってくるはずです。

本書を読んでくださった方々のすべてが、健康長寿者になられるよう祈念します。

稿を終えるにあたり、ともに生活習慣病予防に取り組み、この野菜スープを広め、多くの人たちに感謝されている保健師の松下由美《まつしたゆみ》さんに謹《つつし》んで敬意を表します。また、調理指導をしている自然食レストラン「穀物菜館《こくもつさいかん》」の島村《しまむら》はる代《よ》さん、管理栄養士さんたち、当クリニックの一人ひとりの職員に感謝します。

本書を企画・編集してくださったマキノ出版書籍編集部の狩野元春《かりのもとはる》さん、原稿作成にご協力いただいたフリーライターの松崎千佐登《まつざきちさと》さん、ありがとうございました。

本書によって、今後また、どんな新たな出会いがあるか、楽しみにしています。

平成十九年早春

著者記す

参考文献

『いのち輝け――がんに学ぶ「こころ」と「からだ」――』島村善行箸　モラロジー研究所
『肝臓がんと肝硬変――大丈夫。あきらめてはいけません――』島村善行箸　主婦の友社
『図解　栄養の基本がよくわかる事典』安田和人監修　西東社
『食べて治す！最新栄養成分事典』中嶋洋子・蒲原聖可監修　主婦の友社
『安心』平成十八年十二月号、平成十九年三月号　マキノ出版

島村善行（しまむら・よしゆき）
1946年、高知県生まれ。72年、京都府立医科大学卒業。卒業後は消化器外科で主にガンの治療にあたる。77年から３年間、国立がんセンター外科レジデント。以来、肝臓、胆道、膵臓ガンを中心とした消化器ガンを専門とする。80年、国立療養所松戸病院。国立病院では初の緩和病棟（ホスピス病棟）が設置される。「対がん10か年戦略」肝臓ガン治療の主任研究員として約10年間、研究を統轄。92年、国立がんセンター東病院外科医長。93年、千葉西総合病院代表、院長。このころより、在宅ホスピス、医療講演を精力的に行う。2001年、島村トータル・ケア・クリニックを開院。院長・理事長となり全人的治療に取り組む。主な著書に『肝臓癌のプラクティカルセラピー』（医学書院）、『新版　肝臓がんと肝硬変』（主婦の友社）、『いのち輝け――がんに学ぶ「こころ」と「からだ」――』（モラロジー研究所）、『医師がすすめる最高の食事「マクロビオティック」』（マキノ出版）など。

■ビタミン文庫
医師がすすめる「野菜スープ」ダイエット

平成19年３月28日／第１刷発行
平成21年１月７日／第９刷発行

著　者　島　村　善　行
発行者　梶　山　正　明
発行所　株式会社　マキノ出版
〒113-8560　東京都文京区湯島２-31-８
☎03-3815-2981　振替　00180-2-66439
マキノ出版のホームページ　http://www.makino-g.jp

印刷所
製本所　株式会社廣済堂

ISBN978−4−8376−1209−4

赤ちゃんができる！ファータイル・ストレッチ

フィットネス・メディカルアドバイザー 竹内邦子

妊娠しやすい体質に変わる
ストレッチ&ペア・マッサージ

1365円

「排便力」が身につく本

松生クリニック院長 松生恒夫

重症の便秘も治る！
専門医が教える生活プログラム

1365円

長期生存患者に学ぶ がんを治す法則

医学ジャーナリスト 関 朝之

がんを克服した
30人からのメッセージ

1470円

免疫を高めて病気を治す 口の体操「あいうべ」

みらいクリニック院長 今井一彰

リウマチ、アトピー、
潰瘍性大腸炎にも効いた！

1365円

潰瘍性大腸炎 医師も患者もこうして治した

西本クリニック院長 西本真司

薬をやめて難病を克服した
26人の詳細データ

1365円

本の価格は、すべて税込み（5%）です。

島村善行先生の好評既刊

『医師がすすめる最高の食事「マクロビオティック」』

島村善行・島村はる代 共著

定価八四〇円(税込)

マキノ出版刊

現役の医師が臨床にとり入れて驚異的な成果をあげているマクロビオティック(穀物菜食)の完全レシピを大公開。

糖尿病、高血圧、腎臓病、アトピー性皮膚炎、不眠、めまい、肥満、うつ、痛風など一二の病気・症状ごとに、効果のある主菜・副菜・主食・汁物をカラー写真とともにくわしく紹介。

簡単・手軽な症状改善ドリンクやマクロビオティックで病気を克服した体験者の手記も満載した話題のムック。

(表紙)
医師がすすめる最高の食事
「マクロビオティック」
腎臓病、糖尿病から痛風、アトピー、うつまで撃退!
島村ナチュラル・ケア・クリニック院長 島村善行
玉田農園エコシェフ「穀物菜食」オーナー 島村はる代
病院で成果をあげている「穀物菜食」完全レシピ公開!
マキノ出版ムック

株式会社マキノ出版　販売部
〒113-8560　東京都文京区湯島2-31-8　☎03-3815-2981　振替00180-2-66439
お近くに書店がない場合は、「ブックサービス」(0120-29-9625)へご注文ください